中医养生速查宝典

对症按摩治百病

李哲 编著

中国科学技术出版社
·北 京·

图书在版编目（CIP）数据

对症按摩治百病 / 李哲编著 . -- 北京 : 中国科学技术出版社，2025. 7. -- ISBN 978-7-5236-1476-1

Ⅰ . R244.1

中国国家版本馆 CIP 数据核字第 2025X9Y803 号

策划编辑 韩 翔 于 雷
责任编辑 韩 翔
装帧设计 翰墨漫童
责任印制 徐 飞

出　　版 中国科学技术出版社
发　　行 中国科学技术出版社有限公司
地　　址 北京市海淀区中关村南大街 16 号
邮　　编 100081
发行电话 010-62173865
传　　真 010-62179148
网　　址 http://www.cspbooks.com.cn

开　　本 880mm × 1230mm 1/64
字　　数 67 千字
印　　张 2.5
版　　次 2025 年 7 月第 1 版
印　　次 2025 年 7 月第 1 次印刷
印　　刷 鸿鹄（唐山）印务有限公司
书　　号 ISBN 978-7-5236-1476-1
定　　价 25.00 元

内容提要

本书是一本全面介绍自我按摩疗法的书籍，内容涵盖中医按摩的基础知识及针对不同疾病的治疗方法。全书共六章，第一章介绍了自我按摩的基本手法和技巧，按摩常用器具以及注意事项；第二至六章分别针对内科、外科、五官科、皮肤科、妇科男科常见病以及小儿疾病，提供了穴位准确定位，快速取穴方法及相应的按摩治疗方案，聚焦于通过按摩改善亚健康状态，提升身体健康水平。书中不仅详细介绍了按摩的原理和方法，还提供了具体的按摩步骤和真人操作示例图，使读者能够一看就懂，一学就会，是家庭保健的实用指南。

目录

第一章

古老的传统疗法——按摩

第二章

越按越健康，内科常见病防治有方

第三章

对症按摩，外科常见病缓解有道

第四章

按摩有窍门，轻松赶走五官科、皮肤科常见病

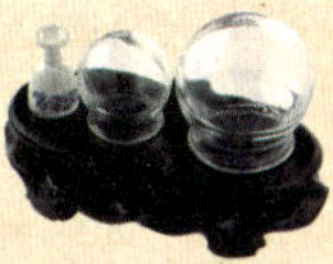

第五章

积极应对，远离妇科、男科常见病

第六章

及时解决小儿常见病，让孩子健康成长

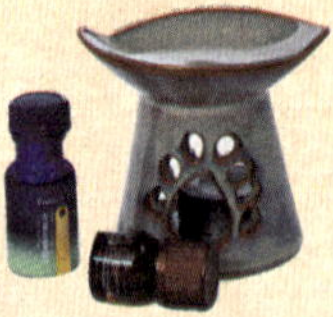

编者公告

本书旨在为广大读者提供养生保健参考，并非医疗手册。书中所提供的信息不能代替医生的诊疗与处方。如果您怀疑自己身患疾病，建议及时去医院进行必要的诊断与治疗。

第一章

古老的传统疗法——按摩

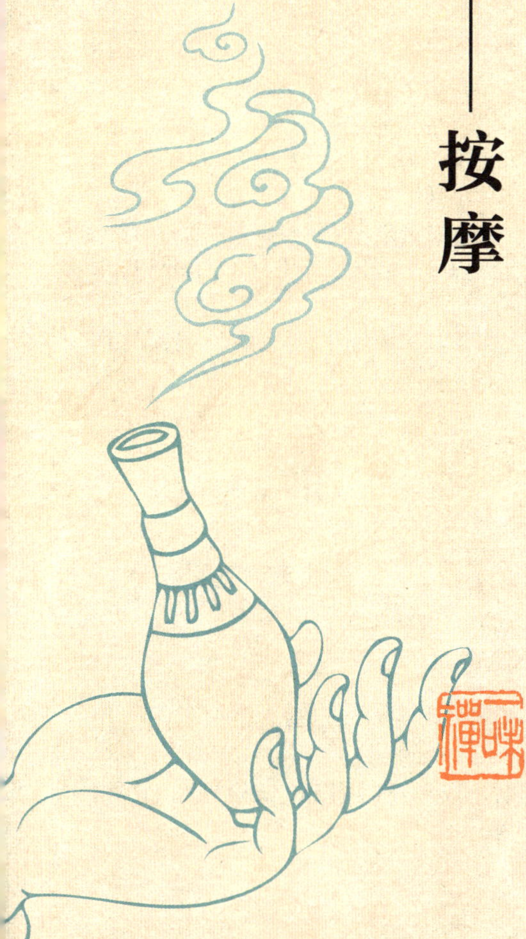

揉

手法

用手指指腹、手掌鱼际部或手掌掌面在身体体表部位或穴位上，轻柔缓和地回旋揉动。临床上常分为指揉法、鱼际揉法、掌揉法。

指揉法是用手指指腹或者手指的指端轻按在某一穴位或部位上，小幅度回旋揉动。

鱼际揉法是用手掌的大、小鱼际，在一定的部位或穴位上，轻柔地回旋揉动。

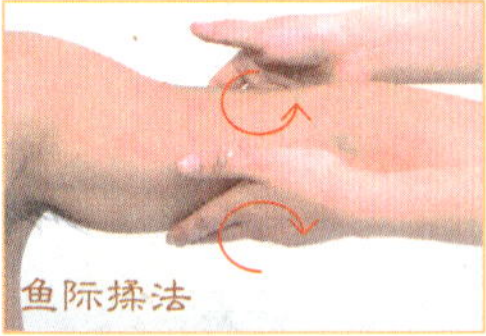
鱼际揉法

掌揉法是用掌根部着力，手腕放松，以腕关节连同前臂作小幅度的回旋揉动。

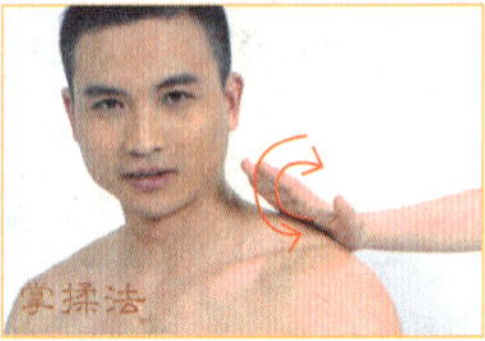
掌揉法

功效

宽胸理气，消积导滞，活血化瘀，疏通经络，消肿止痛，缓解疲劳等。

推

手法

用手指指腹、手掌或拳面着力于人体一定部位或穴位上，用力向一定方向推动。临床上常分为平推法、直推法、旋推法等。平推法又分为拇指平推法、掌平推法等。用拇指指腹着力，按经络循行或肌纤维平行方向推进，称为拇指平推法；将手掌掌面平贴于皮肤上，以掌根为重点平推，或双手手掌重叠向一定方向推进，称为掌平推法。

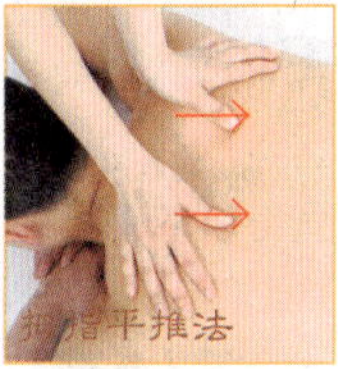
拇指平推法

功效

疏经通络，行气止痛，调和气血等。

拿

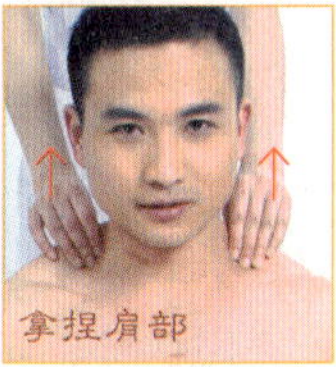
拿捏肩部

手法

用拇指、食指和中指，或用拇指和其余四指的指腹，相对用力紧捏一定部位或穴位，一松一紧地拿按，适用于肩部、颈项、四肢等部位。

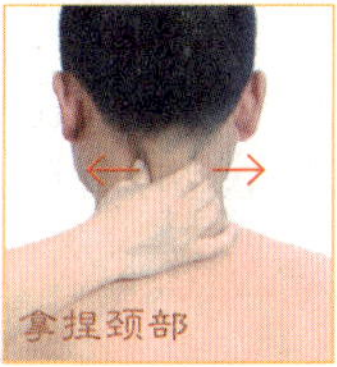
拿捏颈部

功效

祛风散寒，舒筋通络，开窍止痛等。

按

手法

用手指指腹或者手掌掌面着力于治疗部位或穴位上，逐渐用力下按，按而留之（不捻动）。临床上常分为指腹按、屈指按、双掌重叠按。指腹按，是用手指指腹下按；屈指按，是用屈曲的指间关节突起部下按；双掌重叠按，一般是按摩者左腕背屈，右手手掌放于左手手背上，双手重叠下按。

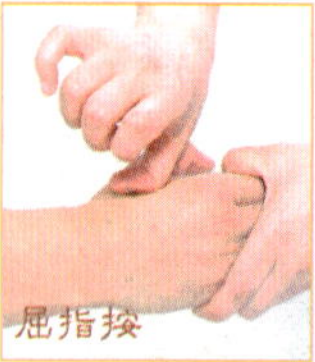
屈指按

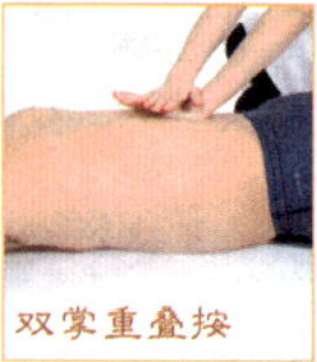
双掌重叠按

功效

温中散寒，调和气血，抑制神经过度兴奋等。

摩

手法

用手掌掌面或手指指面轻放于体表治疗部位，以一点为中心，做环形的、有节律的抚摩。临床上常分为指摩法和掌摩法两种。

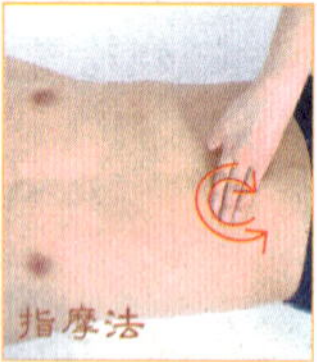
指摩法

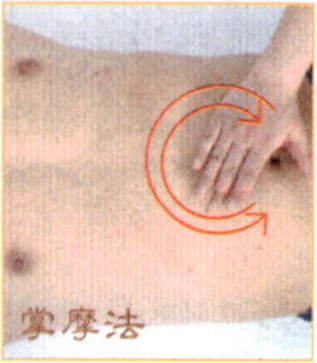
掌摩法

功效

祛除寒邪，理气和中，健脾和胃，疏通经络等。

点

手法

用指端或屈曲的指间关节突起部位为着力点，按压于某一治疗点上，称为点法。临床上常分为拇指端点法、屈拇指点法和屈食指点法三种。拇指端点法是以拇指端为着力点压于治疗部位；屈拇指点法以拇指指间关节桡侧为着力点压于治疗部位；屈食指点法是以手握拳并突出食指，用食指近节指间关节为着力点压于治疗部位。

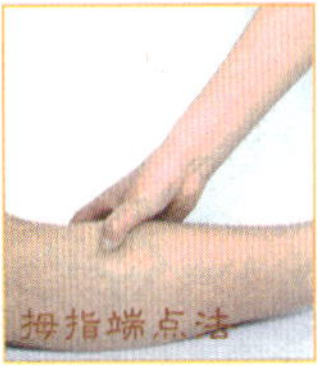
拇指端点法

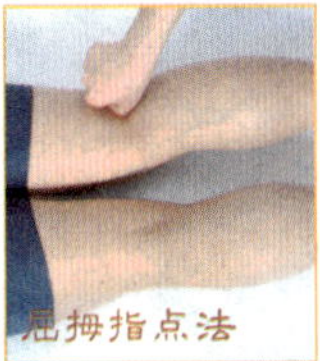
屈拇指点法

功效

开通闭塞，活血止痛，调理脏腑等。

掐

手法

一种方法是用拇指、中指或食指在身体某些穴位上，做持续的掐压。另外一种手法是用一手或两手拇指做一排排轻巧而密集的掐压，边掐边向前推进。

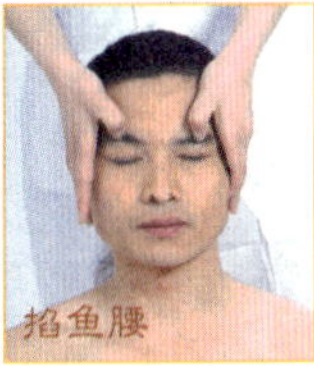
掐鱼腰

功效

疏通经脉，镇惊安神，开窍等。

拍捶

手法

五指并拢，掌指关节微屈，用虚掌拍打，或者五指并拢，用手掌尺侧（靠近手小指那侧）拍打身体某一部位的方法，称为拍法；用空心拳或拳侧面捶击身体某部位的方法，称为捶法。

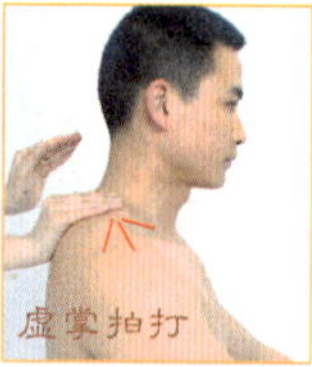

虚掌拍打

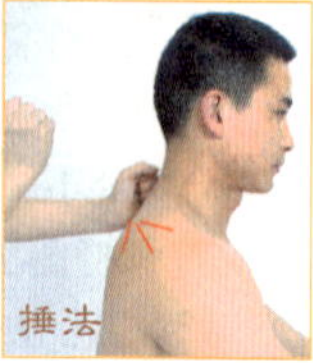

捶法

功效

行气活血，疏通经络等。

叩击

手法

叩击法分为拳击法、棒击法、小鱼际击法等。拳击法和小鱼际击法适用于腰背及四肢部；棒击法适用于头顶、腰背及四肢部。

功效

舒筋通络，调和气血等。

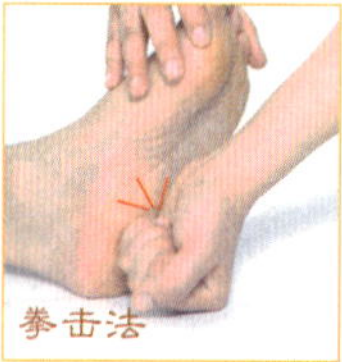

拳击法

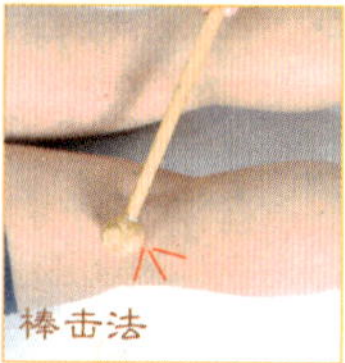

棒击法

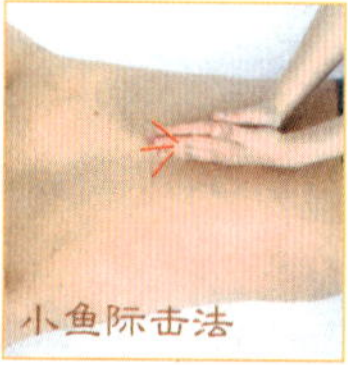

小鱼际击法

常用的按摩器具和介质

日常生活中，常用的按摩器具和介质有很多，不仅包括常见的按摩棒、击打棒等，铺满鹅卵石的小路也可以作为平时按摩的介质。常用的按摩器具和介质主要包括：木槌、按摩棒、击打棒、牙刷、软毛刷、浴刷、核桃、小球、鹅卵石、牙签、梳子、滚摩器、热水袋、足底按摩器等。

木槌、按摩棒、击打棒

用木槌、按摩棒、击打棒击打肩部、背部、大腿等区域较大的部位，可以疏通筋骨，减轻疲劳；用按摩棒点压局部可增强按摩效果。

牙刷、软毛刷、浴刷

利用牙刷、软毛刷、浴刷这些物品沿着人体经络的循行路线进行梳理或者刷擦，可以代替按摩中的摩法或擦法。但不可将皮肤划破。

核桃、小球

通常用手握住两个核桃或小球，用手指的运动带动核桃或小球相互摩擦转动，可达到锻炼手指灵活性的效果，同时有健脑增智的作用。

鹅卵石

可脱掉鞋袜，赤脚在公园的鹅卵石路上走，也可以找一些大小匀称的鹅卵石在家踩踏锻炼，达到按摩足底穴位的目的。

牙签

将牙签绑成一束，进行穴位按摩，可以刺激穴位，增强按摩效果。可将牙签尖的和圆的部分在身体不同的部位使用，以达到不一样的保健效果。

梳子

用梳子进行按摩刺激穴位时，可做快速而连续的轻叩轻打，促进血液循环，缓解疲劳；也可按住不动，停留一会儿，刺激穴位。

滚摩器

使用时将滚摩器放在想按摩的部位，稍稍用力，做上下移动，每次6～10分钟即可。

热水袋

将热水袋用毛巾包好，放于疼痛部位，10分钟左右可达到治疗效果。

足底按摩器

踩上足底按摩器后，凸粒可以刺激足底，促进血液循环，缓解足部酸痛及全身疲劳。

按摩的适用范围

◎**内科常见病：**如感冒、哮喘、失眠、偏头痛、低血压、高血压、冠心病、慢性胃炎、肋间神经痛等。

◎**外科常见病：**如扭伤、关节脱位、落枕、颈椎病、腰椎间盘突出症等。

◎**妇科、男科常见病：**如痛经、闭经、月经不调、围绝经期综合征、遗精、阳痿、早泄等。

◎**儿科、五官科常见病：**如小儿咳嗽、小儿遗尿、小儿夜啼、近视、牙痛、慢性鼻炎、扁桃体炎等。

◎**急症：**如中暑、心绞痛、鼻出血、小腿抽筋等。

◎**其他：**如中老年保健、减肥等。

不宜进行按摩的人群

◎年老多病者要静卧调养，不宜按摩。

◎骨骼受伤患者不宜按摩。

◎皮肤损伤及皮肤病患者，如湿疹、丹毒、脓肿、烫伤以及一些开放性伤口，不可进行按摩。

◎急性软组织损伤导致的局部组织肿胀，不可立即按摩，可先冰敷20分钟以上，然后用棉花置于伤部加压包扎，24小时或36小时拆除包扎后再按摩。

◎血压过高，严重心、肝、肺、肾功能不全的患者，不宜按摩。

按摩的其他常识

◎按摩手法上应先轻后重、由浅入深，使患者有个适应的过程。切勿用力过大，以免损伤皮肤。

◎做四肢、躯干、胸腹部按摩时，最好直接在皮肤上进行，以提高效果。

◎被按摩者与按摩者所取的体位要合适，要让被按摩者舒适而又便于按摩者操作为宜。

◎最好在空气流通、温度适宜的环境中进行，按摩时间每次以20～30分钟为宜，按摩12次为1个疗程。

◎一般应在饭后2小时左右按摩为宜。有些被按摩者在按摩中容易入睡，应用毛巾盖好，以防着凉伤身。

◎女性经期及妊娠期不宜按摩腹部、腰骶部和髋部；妊娠期不能按摩肩井、合谷、三阴交、昆仑等穴。

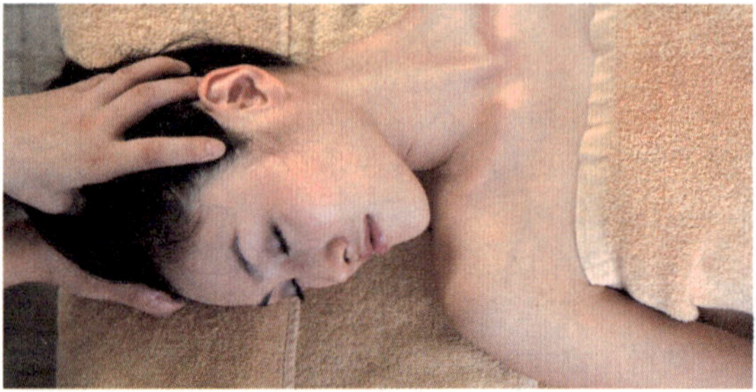

第二章

越按越健康，内科常见病防治有方

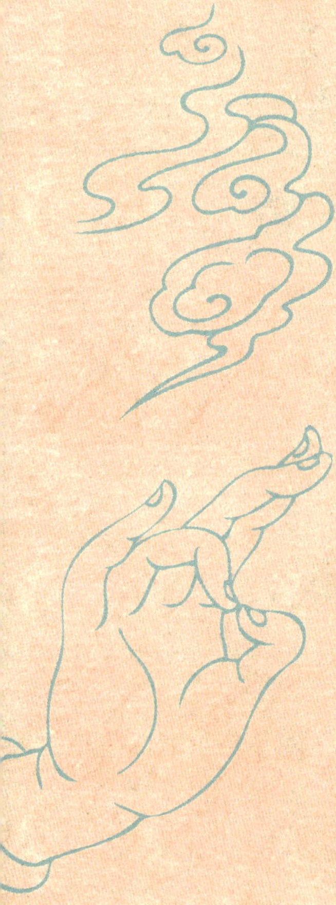

感 冒

感冒，俗称伤风，是一种常见的外感疾病，全年皆可发病，尤其是春冬季节。感冒起病时鼻或咽部会有干痒或灼热感，推拿按摩可以减轻感冒的一些症状。

准确定位

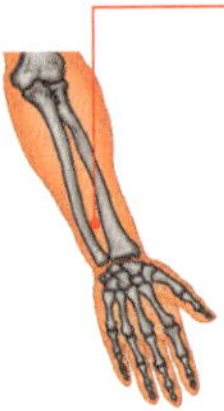

内关

在前臂掌侧，曲泽与大陵的连线上，腕掌侧远端横纹上2寸，掌长肌腱与桡侧腕屈肌腱之间。

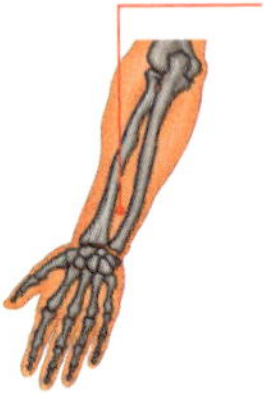

外关

在前臂背侧，阳池与肘尖的连线上，腕背侧远端横纹上2寸，尺骨与桡骨之间。

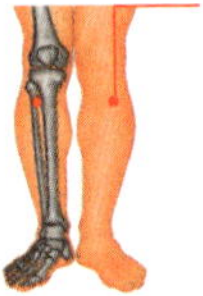

足三里

在小腿外侧，犊鼻下3寸，犊鼻与解溪连线上。

内关

伸肘仰掌，微屈腕，从腕横纹上量约2横指处，在掌长肌腱与桡侧腕屈肌腱之间的凹陷中，按压会有酸胀感。

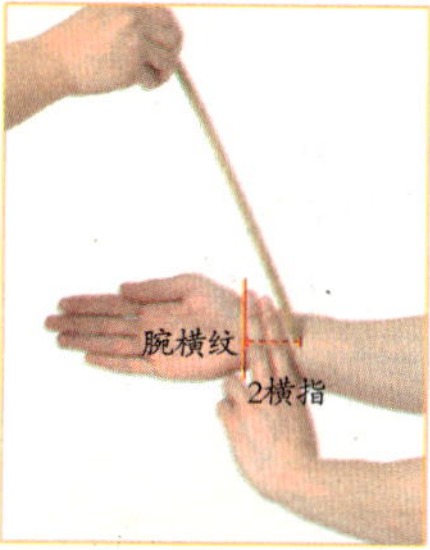

外关

抬上臂，从腕背横纹中点直上量约2横指处，在前臂尺骨与桡骨间隙中点，与内关相对。

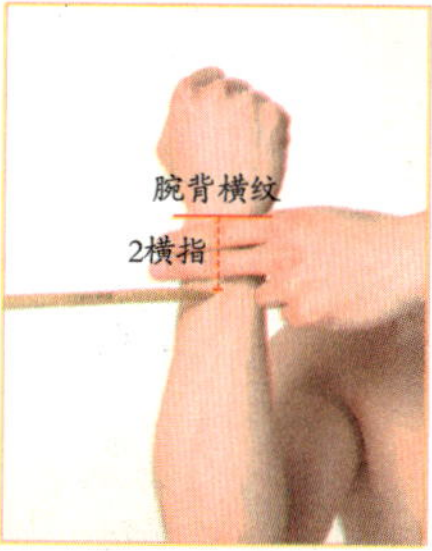

足三里

坐位屈膝，取犊鼻穴，自犊鼻穴向下量4横指处（3寸），按压有酸胀感。

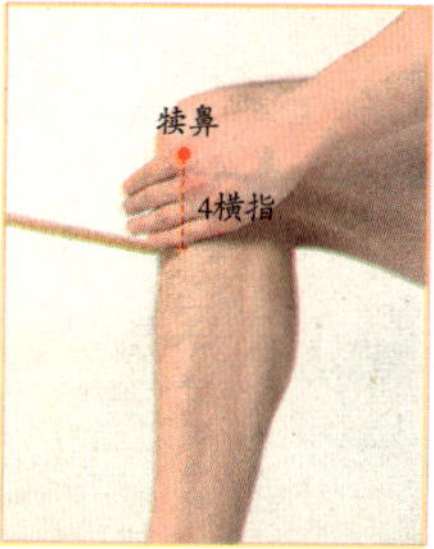

对症按摩

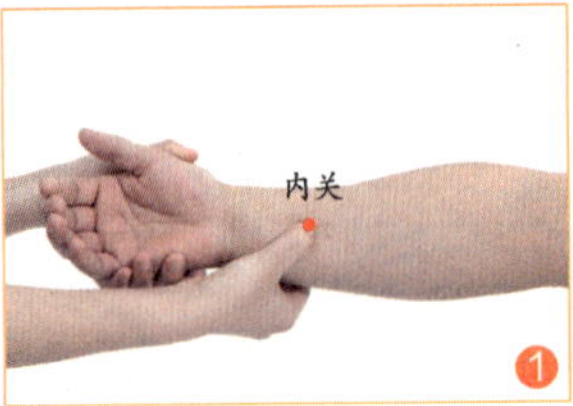

❶ 按摩者用拇指和食指拿按被按摩者的内关、外关，用力要稍重。

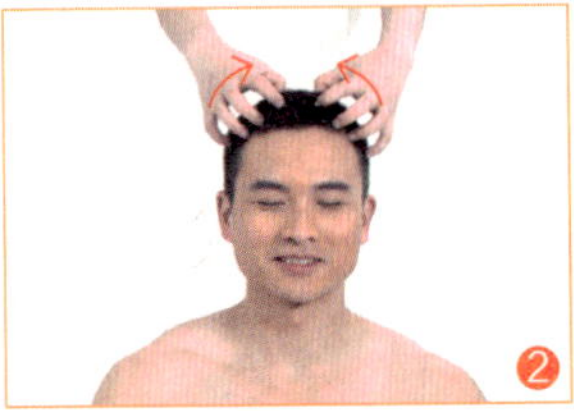

❷ 按摩者将手掌张开成爪形，从被按摩者前发际向后发际做10次梳头动作。

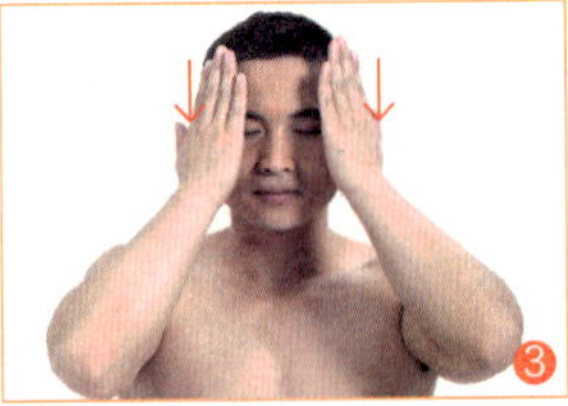

❸ 双手展开五指并拢，沿鼻翼两侧从前额发际向下颌摩擦，自上而下反复20次。

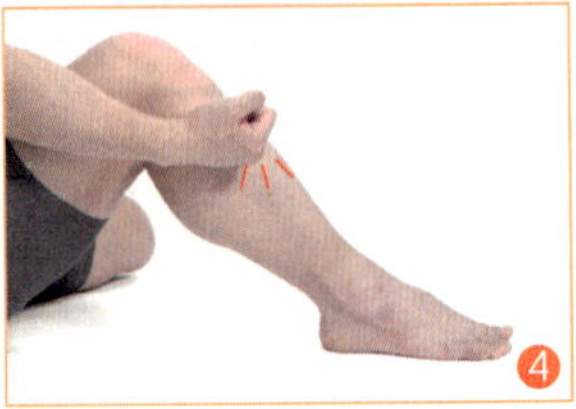

❹ 取坐位，敲击双腿足三里，各30次。

准确定位

大椎

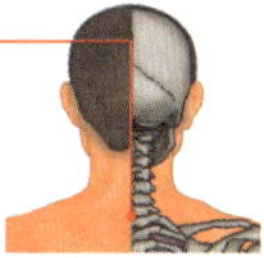

在后正中线上，第7颈椎棘突下凹陷中。

肺俞

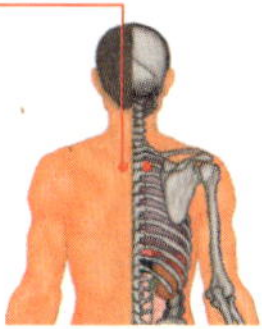

在背部脊柱区，第3胸椎棘突下，后正中线旁开1.5寸。

脾俞

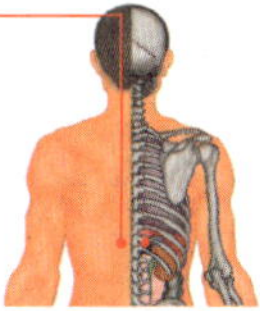

在背部脊柱区，第11胸椎棘突下，后正中线旁开1.5寸。

中府

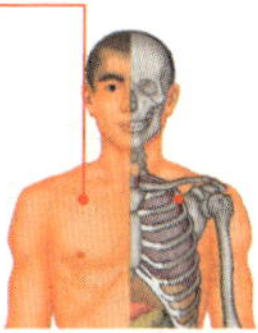

在胸前壁外上方，云门穴下1寸，平第1肋间隙处，前正中线旁开6寸。

慢性支气管炎

慢性支气管炎是气管、支气管黏膜及其周围组织的慢性非特异性炎症。临床表现有连续2年以上，每年持续3个月以上的咳嗽、咳痰或气喘等。早期症状轻微，多在冬季发作；晚期炎症加重，可并发阻塞性肺气肿、肺源性心脏病等。按摩可有效预防和缓解慢性支气管炎。

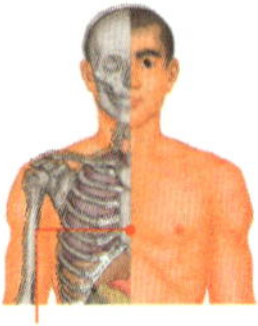

膻中

在胸部，前正中线上，平第4肋间，两乳头连线的中点。

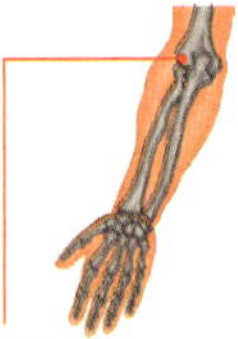

尺泽

在肘区，肘横纹上，肱二头肌腱桡侧缘凹陷中。

快速取穴

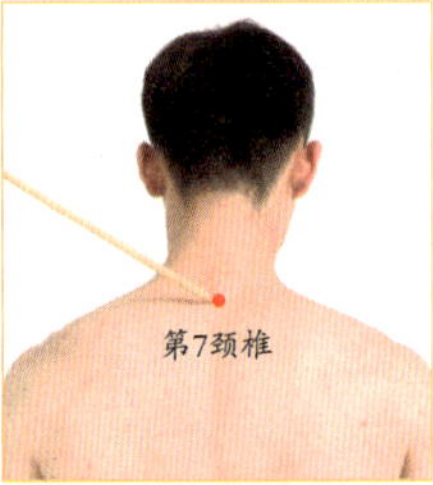

大椎

取坐位，在颈背交界处椎骨的最高点即为第7颈椎，该椎体下缘凹陷处即为本穴，按压有酸胀感。

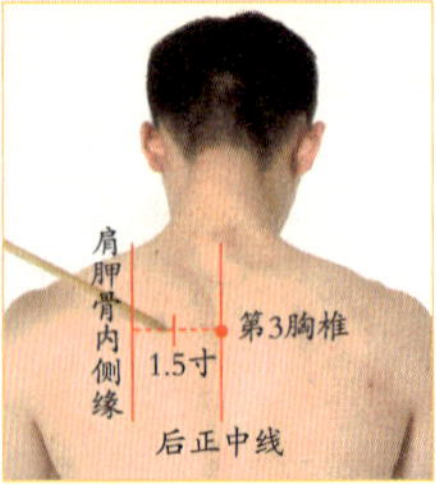

肺俞

取坐位，由颈背交界处椎骨的第7颈椎，向下数3个椎体，到第3胸椎处向肩胛骨内侧缘引垂线，垂线中点即是。

脾俞

坐位，肩胛骨下角水平线与脊柱相交为第7胸椎，向下数4个椎体，到第11胸椎处向肩胛骨内侧缘引垂线，垂线中点即是。

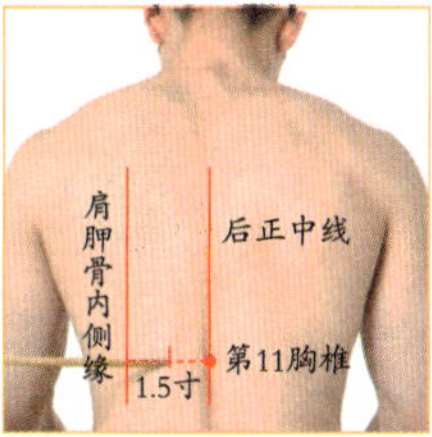

中府

坐位，以手叉腰，先取锁骨外端下方的云门，在其直下约1寸，平第1肋间隙，前正中线旁开6寸处即是。

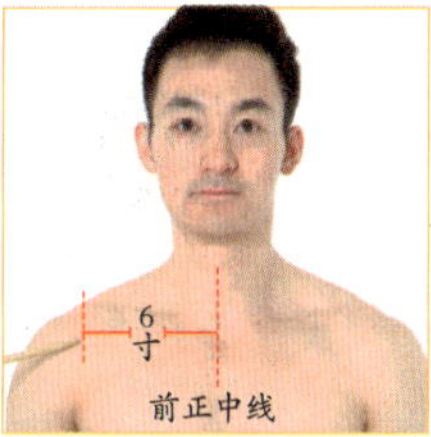

膻中

正坐或仰卧位，前正中线上，两乳头之间连线的中点，平第4肋间，按压有酸胀感。

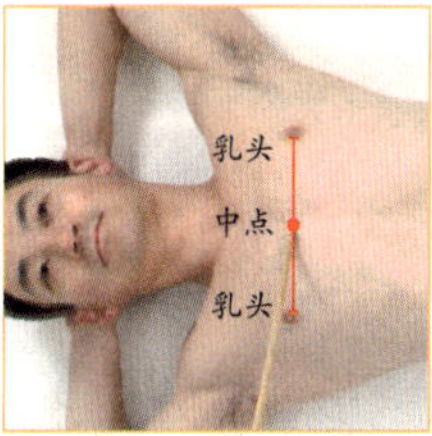

尺泽

仰掌，微屈肘，在肘横纹上，肱二头肌腱桡侧缘凹陷中。

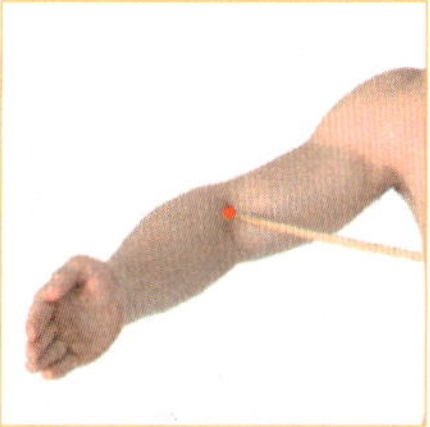

对症按摩

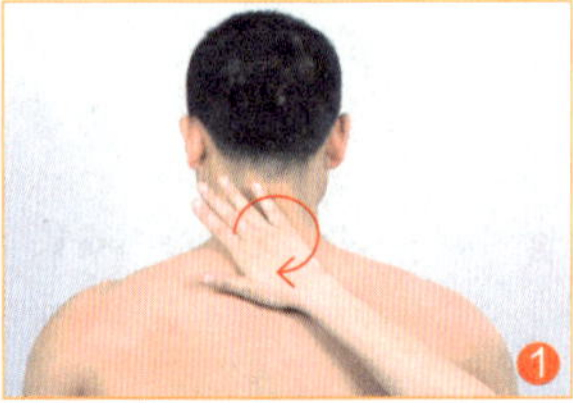

❶ 按摩者以单手的掌根处顺时针按揉被按摩者的大椎3～5分钟即可。

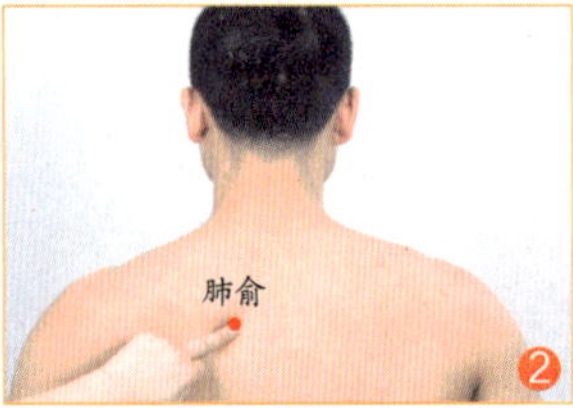

❷ 按摩者以单手中指指腹按揉被按摩者的肺俞，至被按摩者有酸痛感即可。

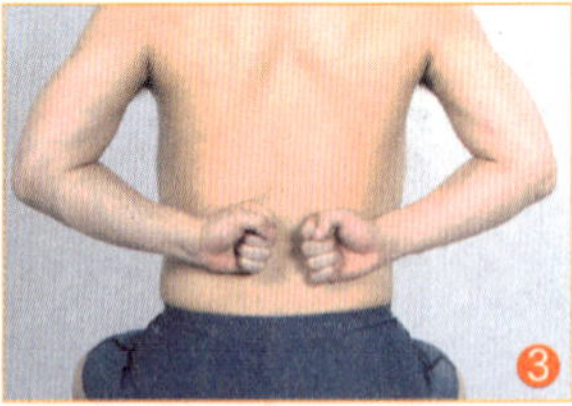

❸ 双手握拳绕过腰部，用拳背按揉脾俞，按揉时力度要适中，每次1分钟，以感觉酸胀为宜。

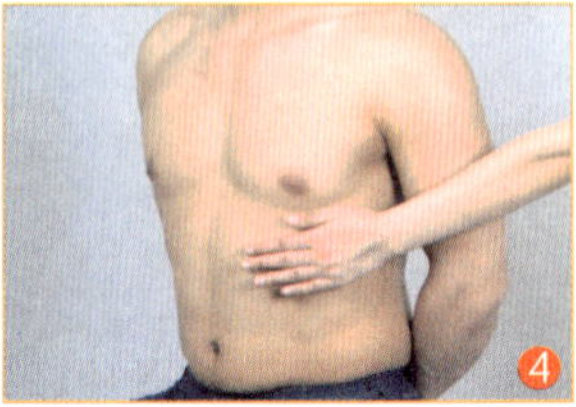

❹ 按摩者单手四指并拢，分放于被按摩者剑突旁，沿肋分推，注意分推时力度要适中，每次1～3分钟。

⑤ 单手中指指腹按揉对侧中府，注意力度要适中，每次1分钟，直至感觉酸胀为宜。

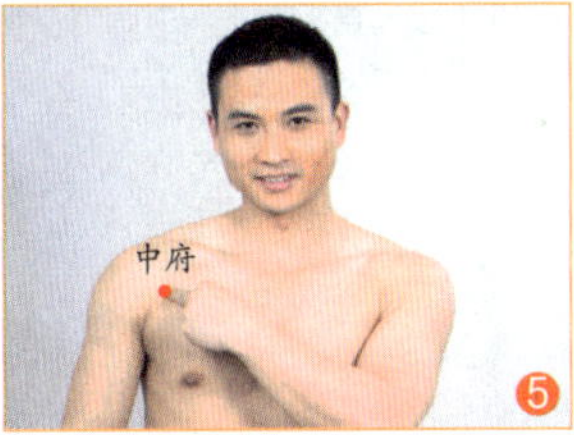

⑥ 用按摩棒或中指按揉膻中，按揉时力度要适中，每次2分钟。

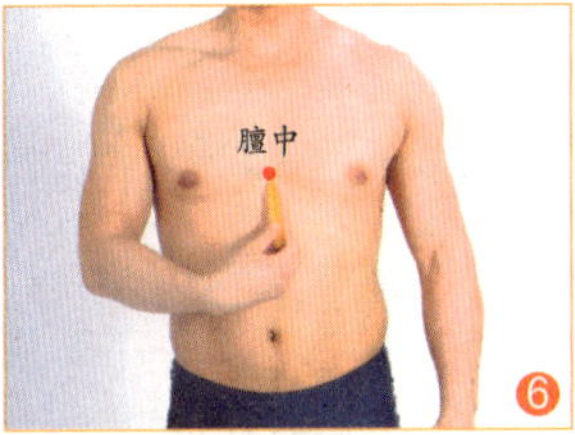

⑦ 双手重叠，掌心朝内放于腹部，作顺时针环形摩动，力度适中，每次2分钟，以感觉发热为宜。

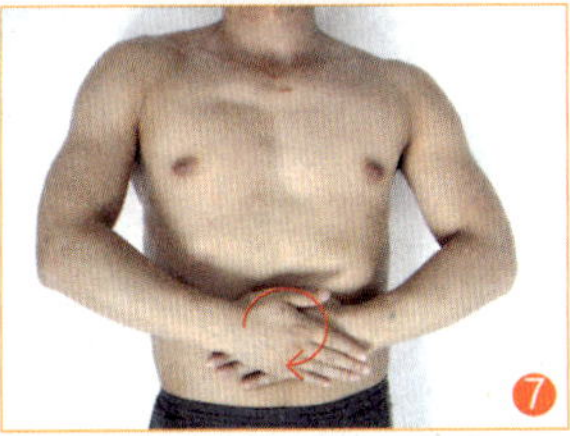

⑧ 一侧拇指按揉对侧尺泽，其余四指环抱肘后、肘关节，力度适中，每次2分钟。双手交替进行。

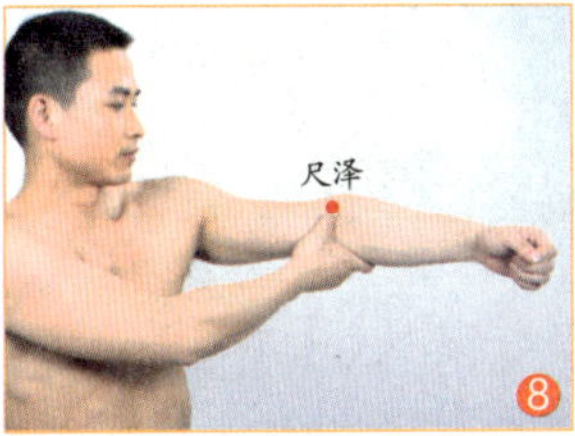

气喘

气喘是比较常见的呼吸道病症之一。除肺、心脏疾病引起的气喘外，咽喉或胸廓的病变、热性疾病、腹内肿瘤或积水的挤压、虚劳类疾病等，亦可引发气喘。中医学认为，患者可以通过饮食调理和家庭按摩，把气喘发病率控制到最低。

准确定位

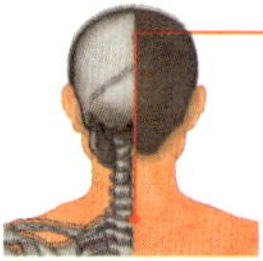

大椎

在后正中线上，第7颈椎棘突下凹陷中。

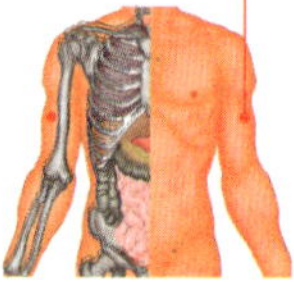

侠白

在臂内侧面，肱二头肌桡侧缘，腋前纹头下4寸或肘横纹上5寸。

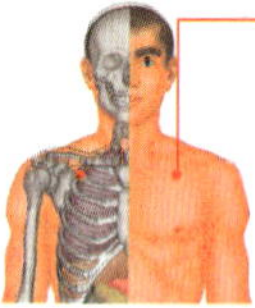

中府

在胸前壁外上方，云门穴下1寸，平第1肋间隙处，前正中线旁开6寸。

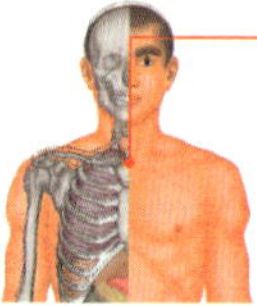

天突

在颈部，前正中线上，胸骨上窝中央。

大椎

取坐位，在颈背交界处椎骨的最高点即为第7颈椎，该椎体下缘凹陷处即为本穴，按压有酸胀感。

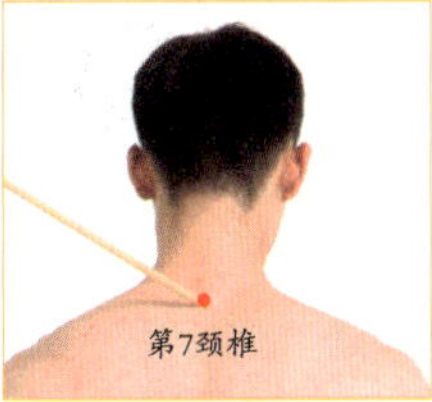

侠白

正坐位，两手合掌向前伸直，夹住胸大肌，此时乳头所指的手臂内侧处即是。

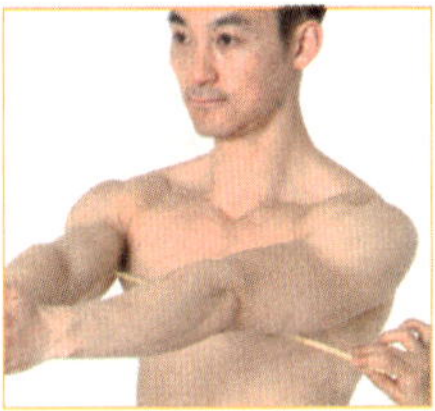

中府

坐位，以手叉腰，先取锁骨外端下方的云门，在其直下约1寸，平第1肋间隙，前正中线旁开6寸处即是。

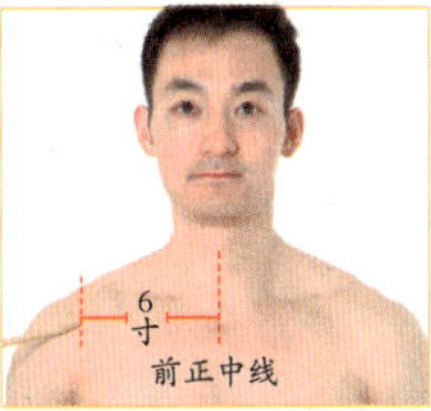

天突

仰卧位，在前正中线上，两锁骨中间，胸骨上窝中央即为此穴。

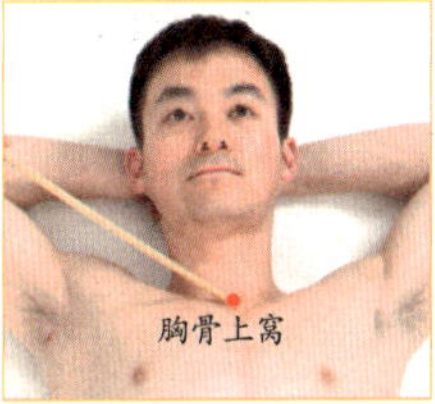

对症按摩

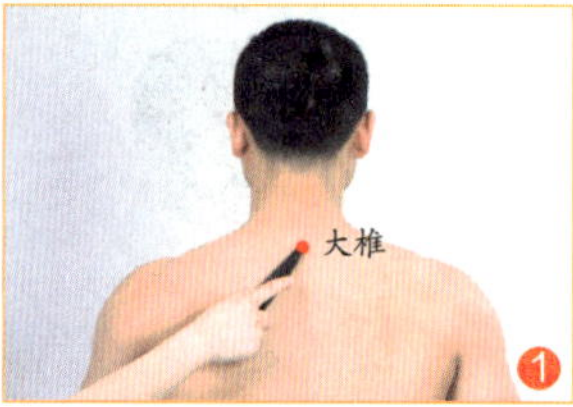

❶ 取坐位，按摩者站在被按摩者背后，用牛角按摩器按压被按摩者大椎，以被按摩者感到酸胀为宜。

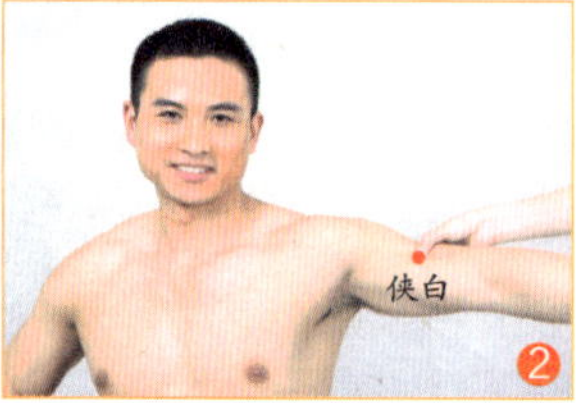

❷ 按摩者用手指指腹用力按压被按摩者侠白，每次3分钟左右，直至被按摩者感到酸胀。

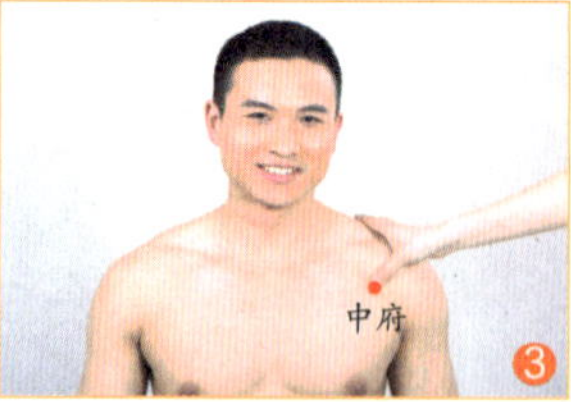

❸ 按摩者拇指用力按压中府，其余四指握住被按摩者肩部。按压时若有硬结，可加以轻轻按揉。

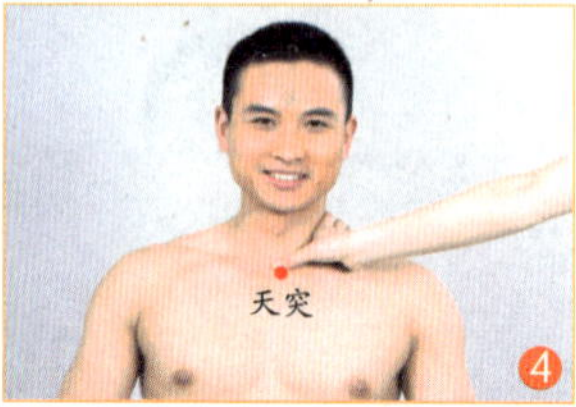

❹ 按摩者用拇指指腹用力按压被按摩者天突，每次3分钟。

准确定位

心俞

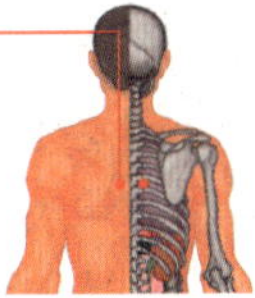

在背部脊柱区，第5胸椎棘突下，后正中线旁开1.5寸。

中府

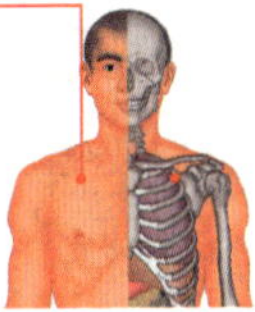

在胸前壁外上方，云门下1寸，平第1肋间隙处，前正中线旁开6寸。

内关

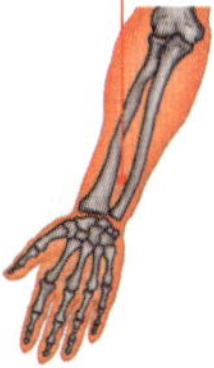

在前臂掌侧，曲泽与大陵的连线上，腕掌侧远端横纹上2寸，掌长肌腱与桡侧腕屈肌腱之间。

肺结核

肺结核俗称痨病，是最为常见的一种结核病，是感染结核杆菌所引起的一种对健康危害较大的慢性传染病，此病一年四季均可发生。中医学认为，本病的病机是肺阴虚，在常规用药的同时可通过按摩缓解此病症状。

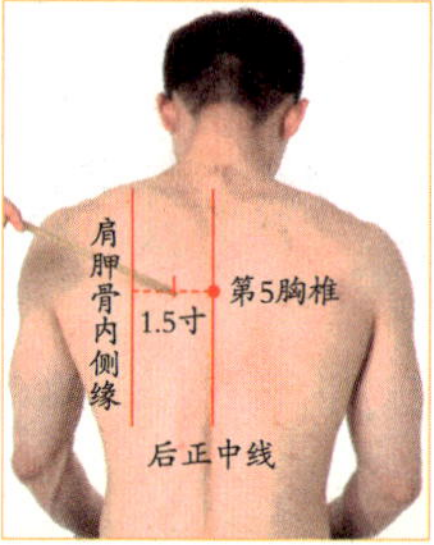

心俞

坐位，从两肩胛骨下角水平线与脊柱相交处为第7胸椎，向上数2个椎体，到第5胸椎处向肩胛骨内侧缘引垂线，垂线中点即是。

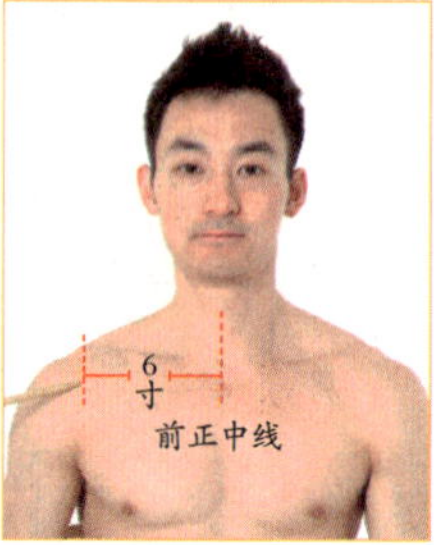

中府

坐位，以手叉腰，先取锁骨外端下方的云门，在其直下约1寸，平第1肋间隙，前正中线旁开6寸处即是。

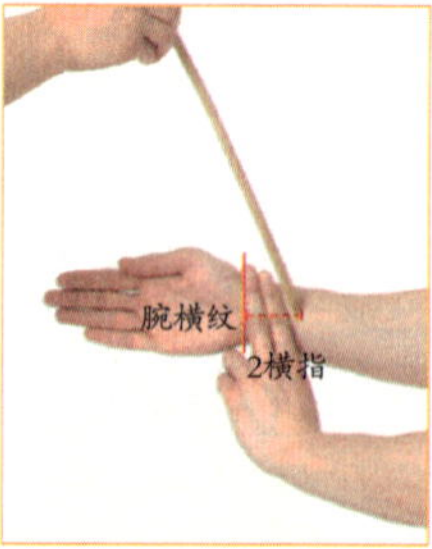

内关

伸肘仰掌，微屈腕，从腕横纹上量约2横指处，在掌长肌腱与桡侧腕屈肌腱之间的凹陷中，按压有酸胀感。

对症按摩

❶ 被按摩者取坐位，背对按摩者，按摩者用按摩器点按被按摩者的单侧心俞2～3分钟，然后点按另一侧心俞。

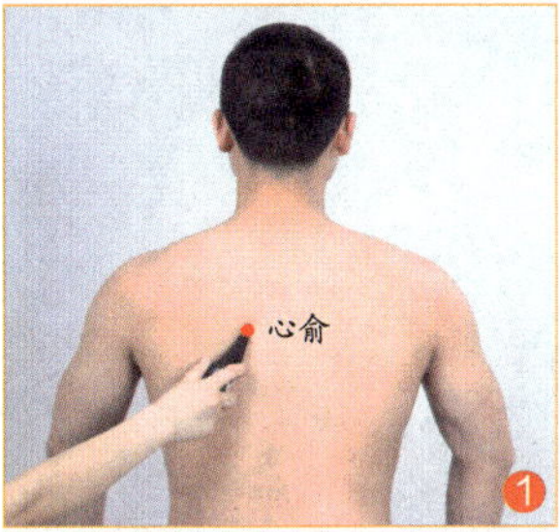

❷ 用一只手的四指先置于一侧胸大肌胸骨缘，然后沿肋间隙向外梳摩至中府，再用拇指于中府处着力点按，长按3～5分钟。

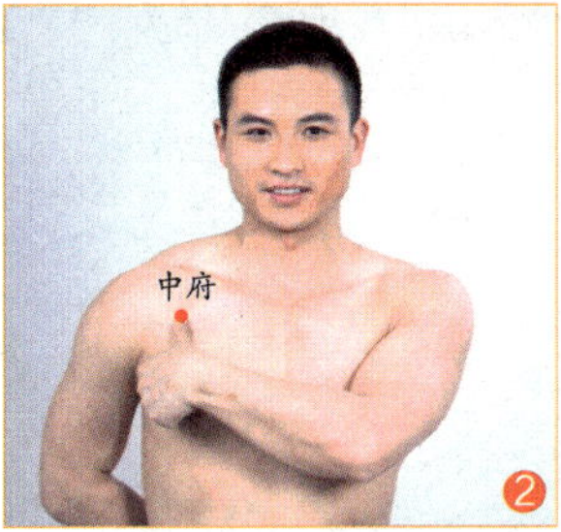

❸ 以一手拇指指端或按摩工具置于内关上，着力按压3～5分钟，指按后可配合指揉，以局部有酸胀感，并向上肢放射为佳。

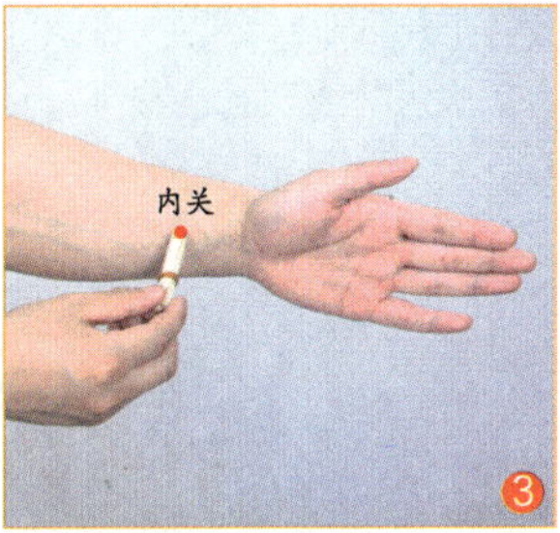

慢性胃炎

慢性胃炎是由多种病因引起的胃黏膜慢性炎症。主要症状为进食后上腹部出现无规律的阵发性或持续性疼痛，伴有食欲减退、恶心、呕吐、反酸、腹胀、消瘦、贫血等。平时配合按摩，可预防慢性胃炎发作和减轻慢性胃炎的症状。

准确定位

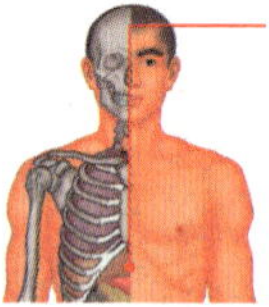

巨阙

在上腹部，前正中线上，脐中上6寸。

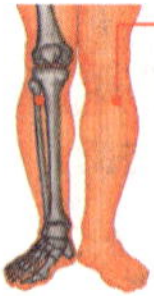

足三里

在小腿外侧，犊鼻下3寸，犊鼻与解溪连线上。

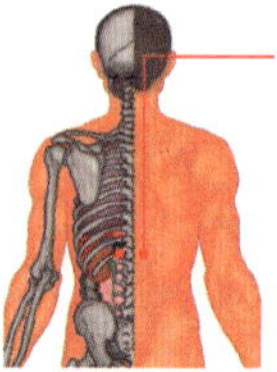

胃俞

在背部脊柱区，第12胸椎棘突下，后正中线旁开1.5寸。

巨阙

仰卧位，在上腹部，前正中线上，将剑胸结合处与神阙连线4等分，在连线的上1/4与下3/4交点处，按压有酸胀感。

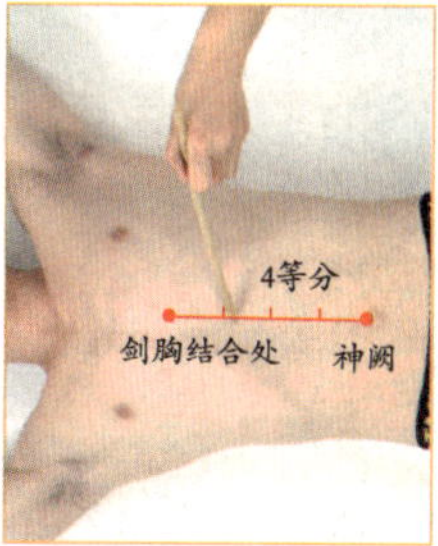

足三里

坐位屈膝，取犊鼻，自犊鼻向下量4横指处（3寸），按压有酸胀感。

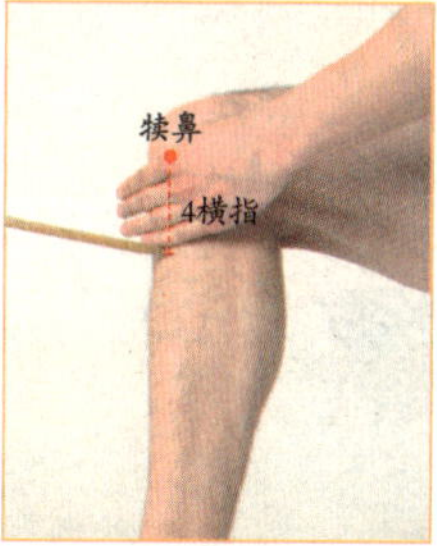

胃俞

坐位，两髂前上棘最高点连线与脊柱相交处为第4腰椎，向上数4个椎体，到第12胸椎处向肩胛骨内侧缘引垂线，垂线中点即是。

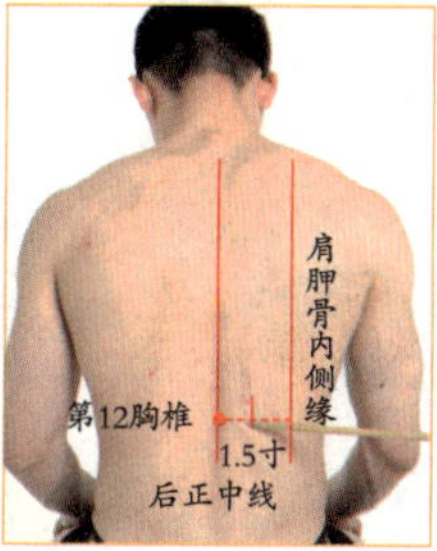

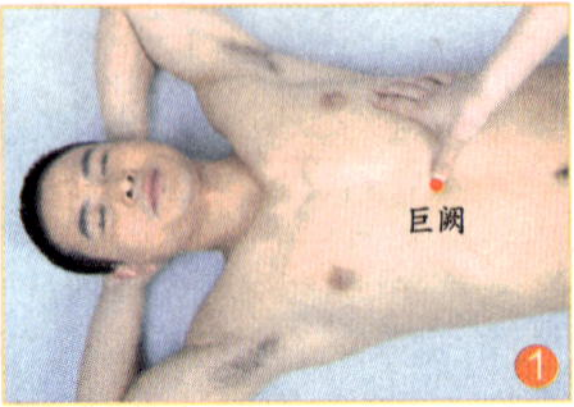

❶按摩者用拇指指腹按压被按摩者的巨阙，每次3分钟，至被按摩者感觉到酸胀为宜。

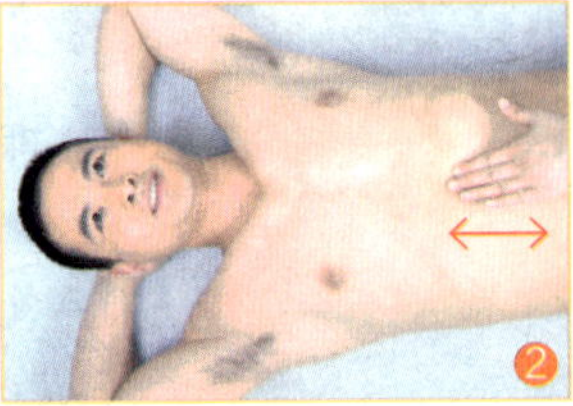

❷按摩者将四指并拢，沿被按摩者的身体前正中线上下按摩3分钟，注意按摩时力度要适中。

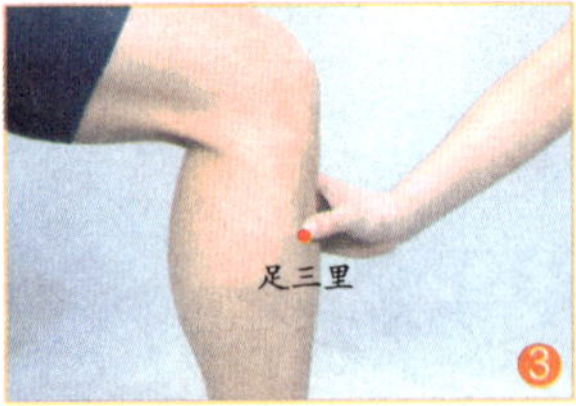

❸按摩者用拇指按压被按摩者的足三里，注意按压时用力要稍重，每次3分钟左右。

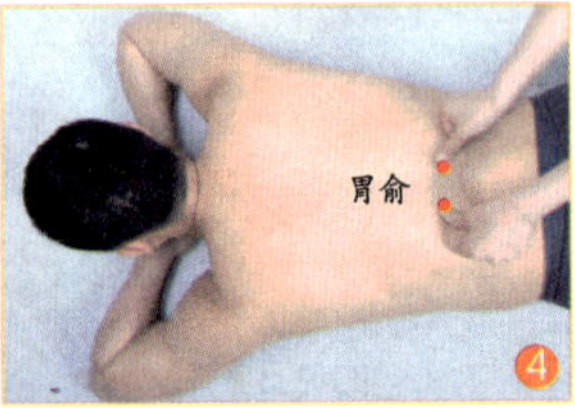

❹被按摩者取俯卧位，按摩者用拇指指腹按压被按摩者的胃俞，注意按压时用力要稍重，每穴每次3分钟。

准确定位

足三里

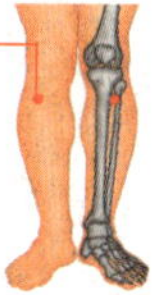

在小腿外侧，犊鼻下3寸，犊鼻与解溪连线上。

曲池

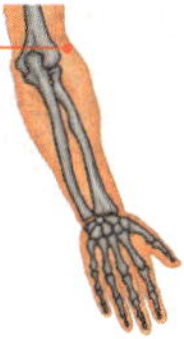

在肘横纹外侧端，尺泽与肱骨外侧髁连线的中点。

胃俞

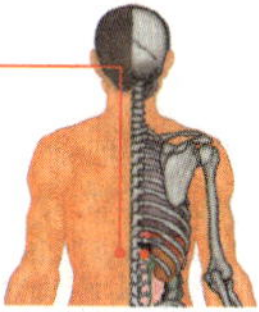

在背部脊柱区，第12胸椎棘突下，后正中线旁开1.5寸。

胃下垂

胃下垂是指站立时，胃的下缘垂至盆腔、胃小弯弧线的最低点甚至降至髂嵴连线以下的一种病症。胃下垂严重者，上腹部时常会感觉不适，饭后伴有恶心、便秘等。胃下垂患者适当进行按摩可以缓解病痛。

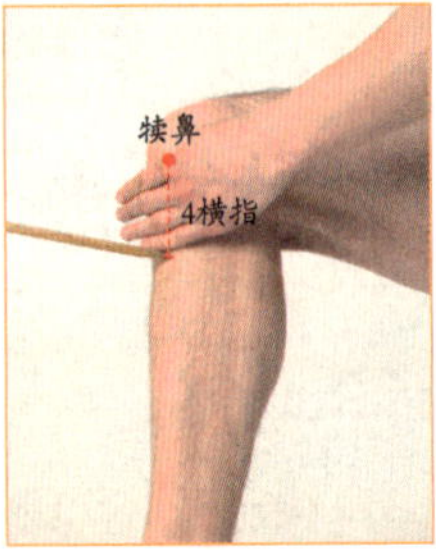

足三里

坐位屈膝，取犊鼻，自犊鼻向下量4横指（3寸）处，按压有酸胀感。

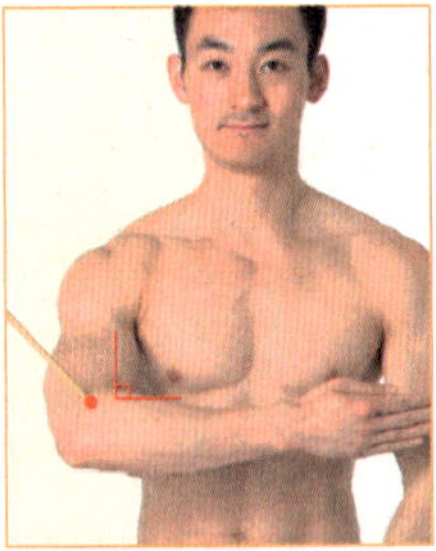

曲池

屈肘90°，肘横纹外侧端外凹陷中即是，按压有酸胀感。

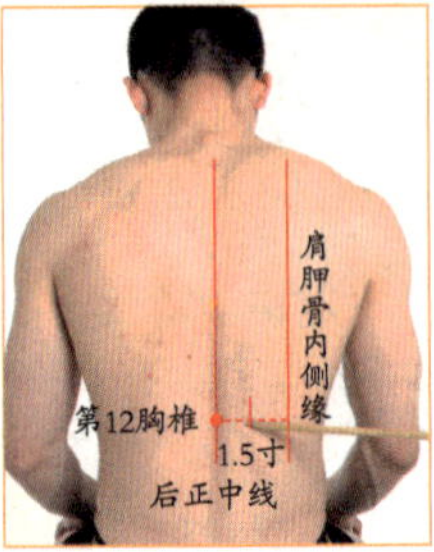

胃俞

坐位，两髂前上棘最高点连线与脊柱相交处为第4腰椎，向上数4个椎体，到第12胸椎处向肩胛骨内侧缘引垂线，垂线中点即是。

对症按摩

❶ 按摩者沿被按摩者脊柱两侧推摩，上下反复3次。再沿脊柱旁1.5寸处作捏脊法，上下反复3次。

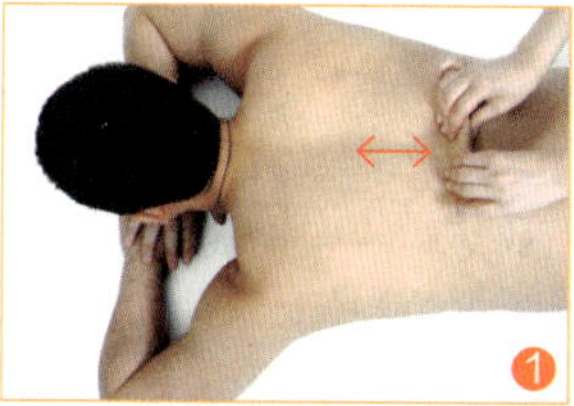

❷ 按摩者双手五指并拢，沿被按摩者的脊柱两旁1.5寸处点按，注意点按时用力要稍重，上下反复3次。

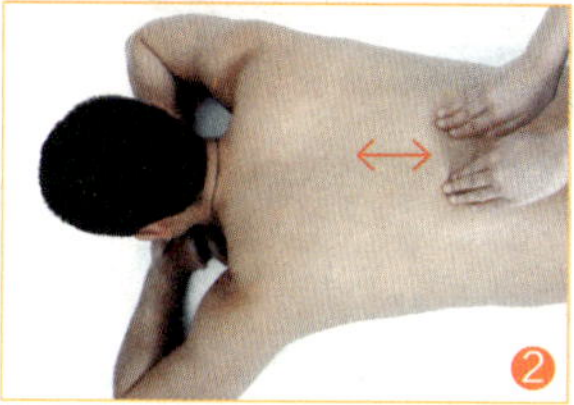

❸ 左手掌心放在左上腹，平推至右下腹；再用右手掌心从右上腹向下平推至左下腹，交替进行，各推10～15次。

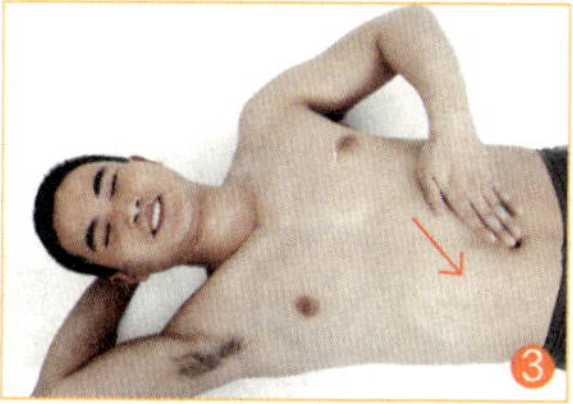

❹ 取坐位，用双手拇指按揉足三里、曲池、胃俞，每穴每次3分钟。

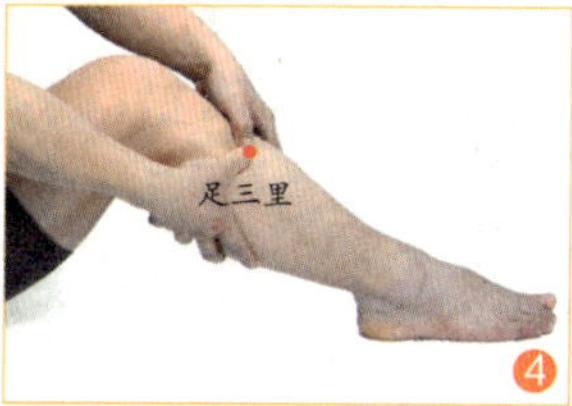

高血压

正常成人多次测量血压后，其收缩压≥140mmHg和（或）舒张压≥90mmHg，即可诊断为高血压。高血压是常见的心血管疾病，最初症状多为容易疲劳、头晕，休息后症状可缓解。劳累或情绪激动等引起的血压升高，会出现头痛、恶心、呕吐、心悸、气短、失眠等伴随症状。

准确定位

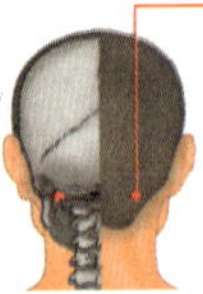

风池

在颈后枕骨之下，胸锁乳突肌上端与斜方肌上端之间的凹陷中。

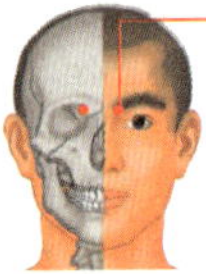

攒竹

在面部，眉头凹陷中，额切迹处。

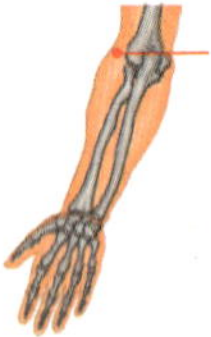

曲池

在肘横纹外侧端，尺泽与肱骨外侧髁连线的中点。

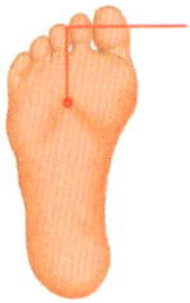

涌泉

足底，屈足蹠趾时前部凹陷中。

风池

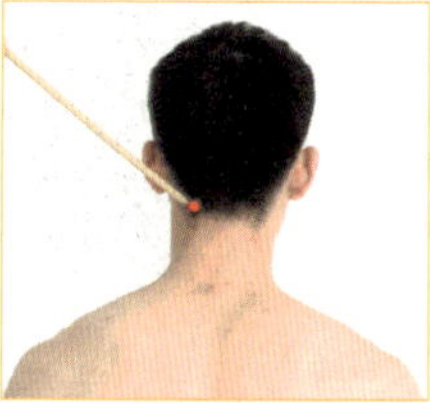

坐位，在头部，枕骨下斜方肌与胸锁乳突肌之间的凹陷中，约平风府，按压有酸胀感。

攒竹

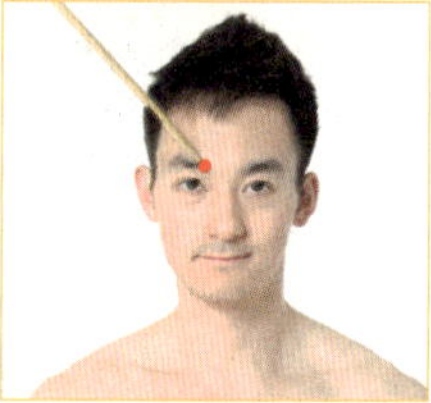

正坐位，目视前方，在眉毛内侧端有一隆起处，按压有酸胀感。

曲池

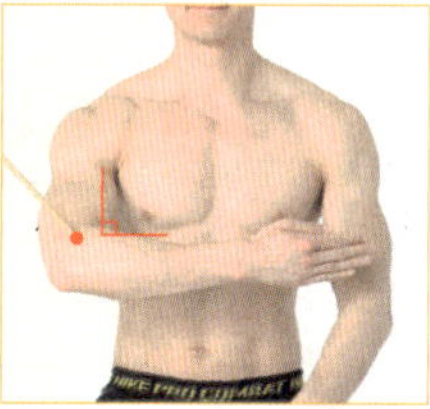

屈肘90°，肘横纹外侧端外凹陷中即是，按压有酸胀感。

涌泉

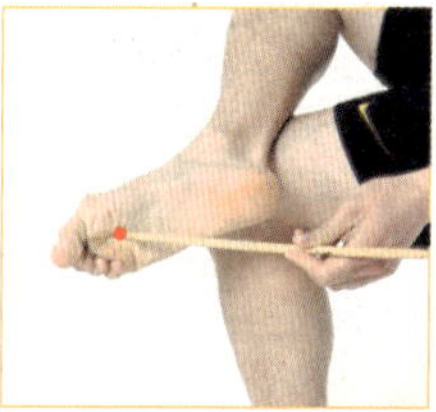

坐位，跷足，在足底掌心正中凹陷处的前方，可见足底肌肉组成的“人”字纹，涌泉穴就位于其交叉部分。

对症按摩

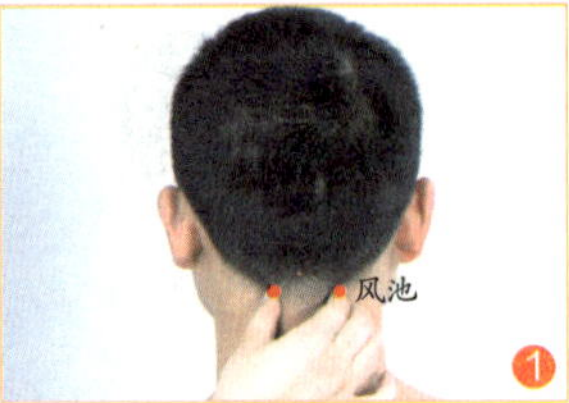

❶ 被按摩者取坐位，按摩者用拇指和食指按压被按摩者双侧的风池，每次2分钟。

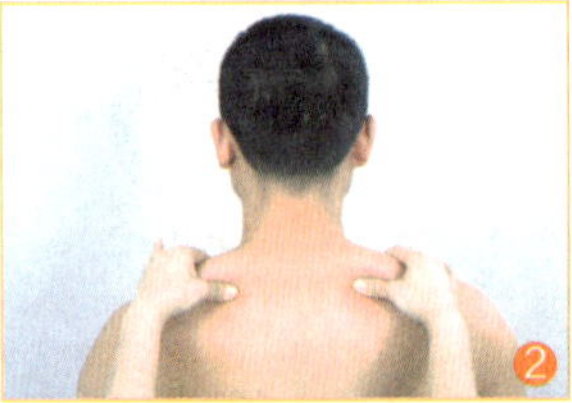

❷ 按摩者用双手提拿被按摩者的肩颈部肌肉，反复20次，至被按摩者酸胀为宜。

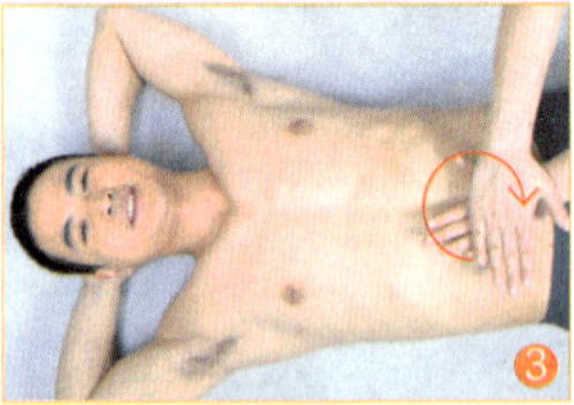

❸ 仰卧位，将掌心放在肚脐上方，顺时针方向按摩，每次2分钟。

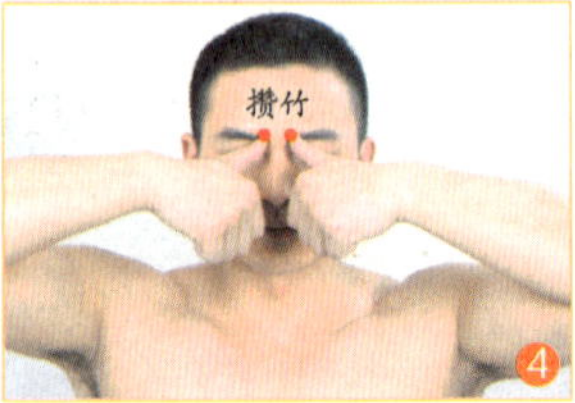

❹ 用双手拇指指腹按揉攒竹，每次约2分钟。

⑤ 用按摩棒按压或者摩擦曲池，每次约2分钟。

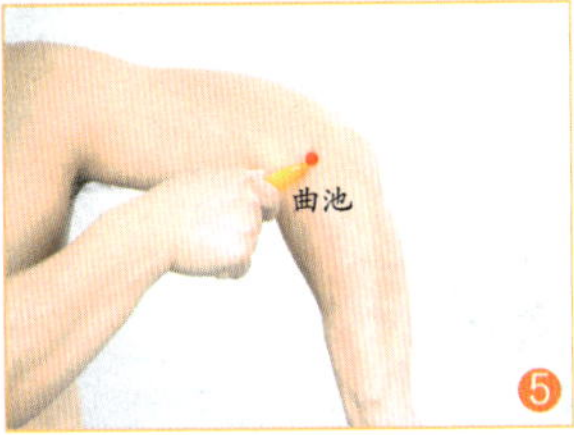

⑥ 将双手五指分开成爪形，由前发际向后发际抹动，如十指梳头状，反复30次，或用木梳代替手指梳头。

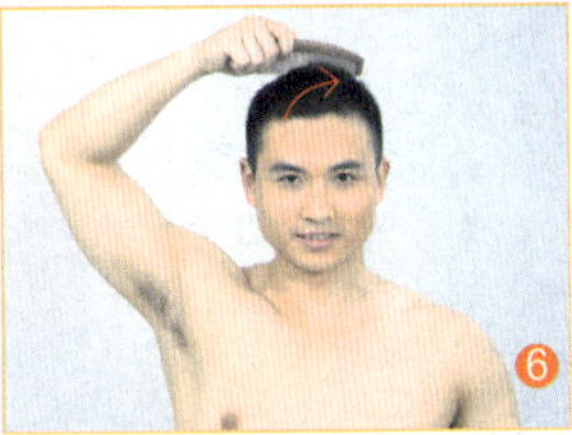

⑦ 用拇指和食指捏住耳郭，反复按揉4分钟左右，左右各50次。

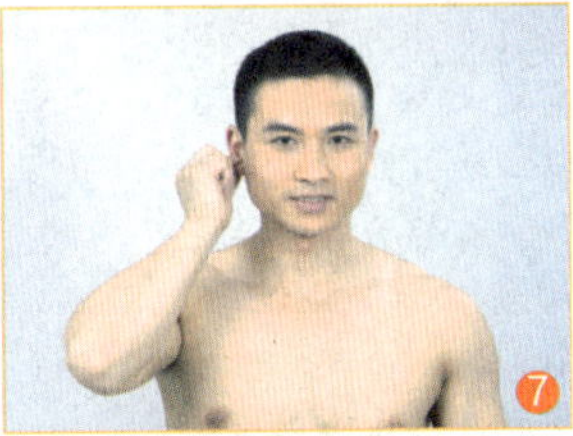

⑧ 用单手食指、中指、无名指并拢或用按摩器上下摩擦涌泉，用力须均匀，至足心发热为宜。

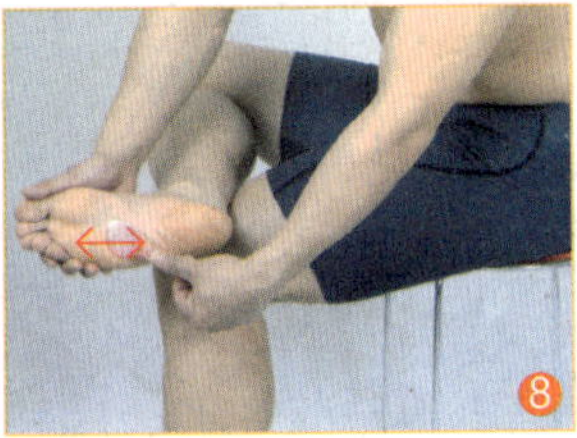

糖尿病

糖尿病是由遗传因素、免疫功能紊乱、微生物感染及精神因素等引起胰岛功能减退、胰岛素抵抗而引发的一系列代谢紊乱综合征。临床以血糖升高为主要特征。症状为身体疲乏无力、口渴多饮、容易饥饿、小便次数增多等。按摩有助于改善糖尿病相关症状。

准确定位

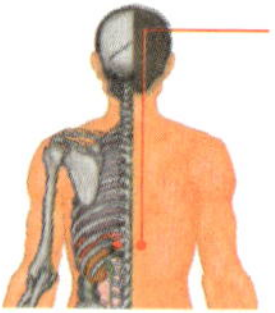

脾俞

在背部脊柱区，第11胸椎棘突下，后正中线旁开1.5寸。

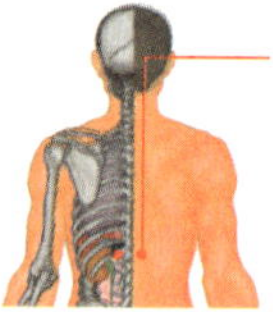

胃俞

在背部脊柱区，第12胸椎棘突下，后正中线旁开1.5寸。

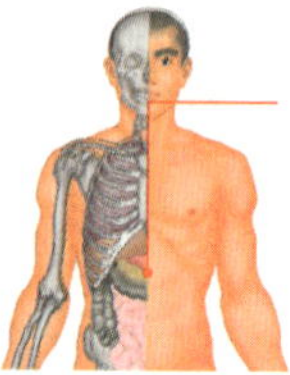

中脘

在上腹部，前正中线上，脐中上4寸。

脾俞

坐位，两肩胛骨下角水平线与脊柱相交所在的椎体为第7胸椎，向下数4个椎体，到第11胸椎处向肩胛骨内侧缘引垂线，垂线中点即是。

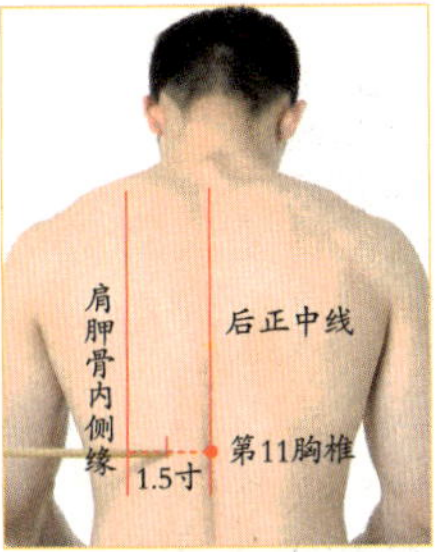

胃俞

坐位，两髂前上棘最高点的水平连线与脊柱相交所在的椎体为第4腰椎，向上数4个椎体，到第12胸椎处向肩胛骨内侧缘引垂线，垂线中点即是。

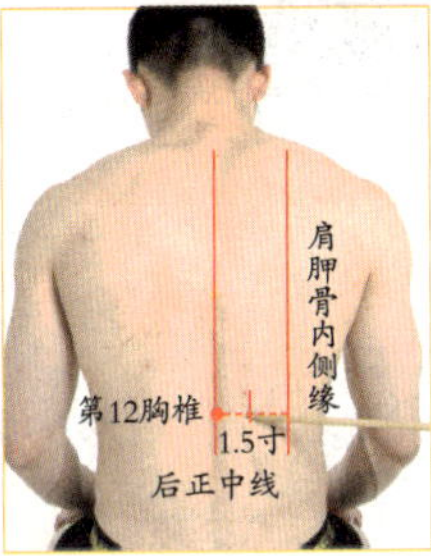

中脘

取仰卧位，在上腹部，神阙与剑胸结合处连线的中点处即是。

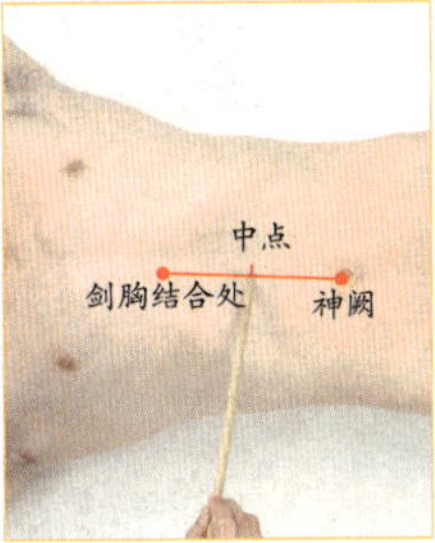

对症按摩

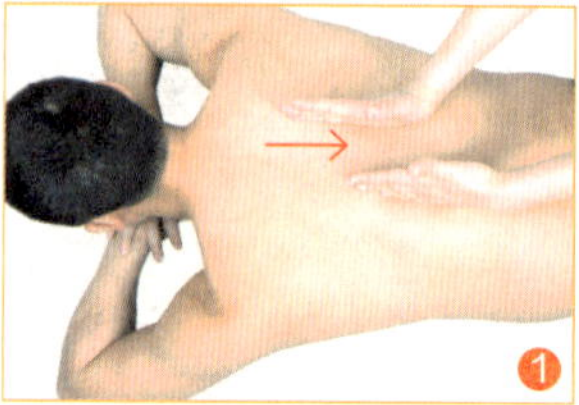

❶ 取俯卧位，按摩者用双手小鱼际沿脊柱两旁自上而下擦揉，反复5次，直至被按摩者感到温热。

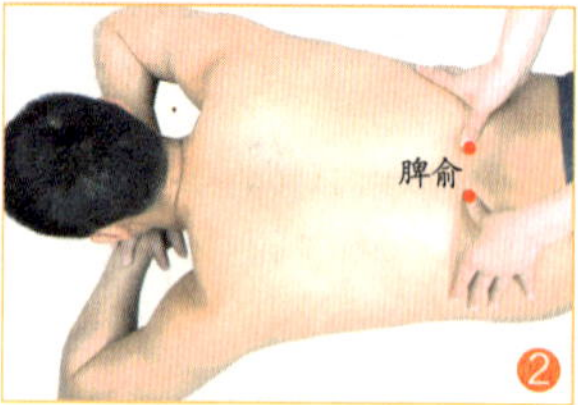

❷ 按摩者用双手拇指指腹按压被按摩者的脾俞、胃俞，每次2分钟。

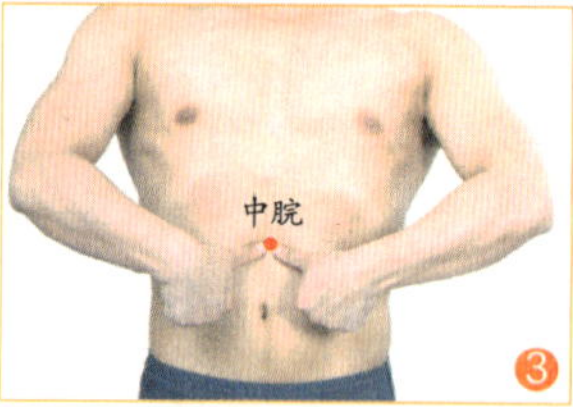

❸ 双手手指自然放在胸前，食指、中指、无名指、小指握拳，双手拇指轻轻按压中脘5分钟。

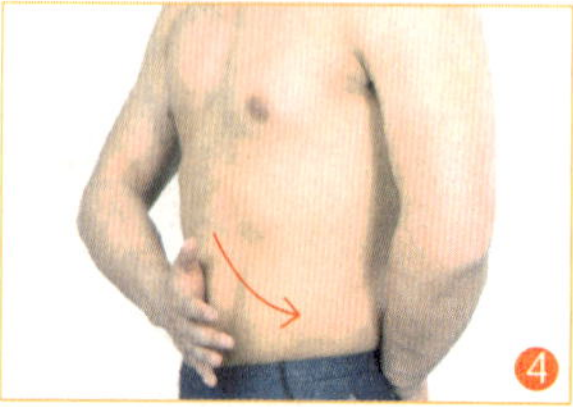

❹ 用手掌掌根沿一侧侧腹部推擦至对侧侧腹部，然后用五指指腹勾擦回原处，推擦时用力要稍重，每次3分钟。

高脂血症

高脂血症主要是指血浆中胆固醇和（或）甘油三酯的含量增高，是中老年人常见病之一。高脂血症患者一般有乏力、健忘、心悸、气短、头痛、肢体麻木等症状。穴位按摩有助于预防和改善高脂血症。

准确定位

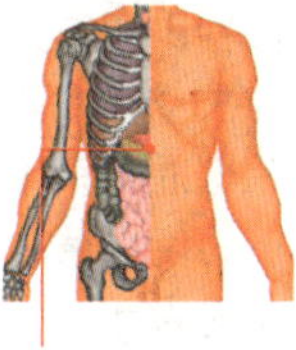

中脘

在上腹部，前正中线上，脐中上4寸。

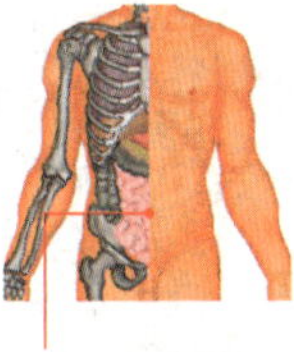

气海

在下腹部，前正中线上，脐中下1.5寸。

快速取穴

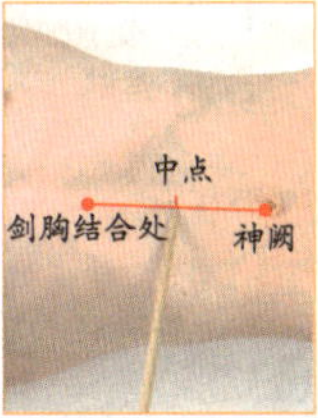

中脘

仰卧位，神阙与剑胸结合处连线的中点处即是。

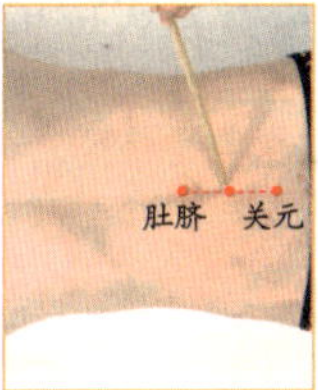

气海

仰卧位，先取关元，关元与肚脐连线的中点处即是。

对症按摩

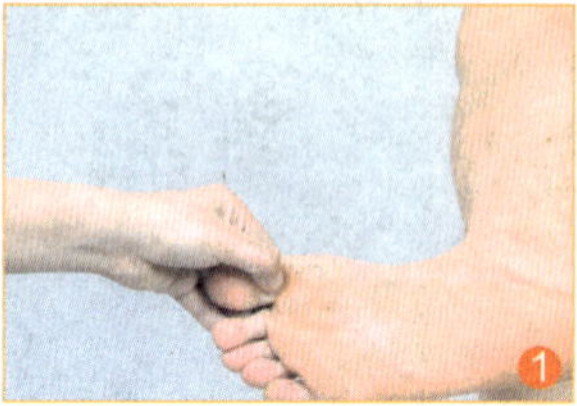

❶ 按摩者用单手拇指指尖点按或按摩被按摩者足部的脑垂体反射区，力度以被按摩者能耐受为度。

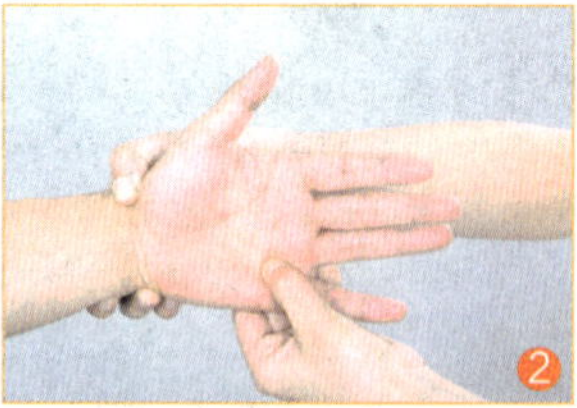

❷ 按摩者用单手拇指指尖点按或按摩被按摩者手部的心反射区，力度以被按摩者能耐受为度。

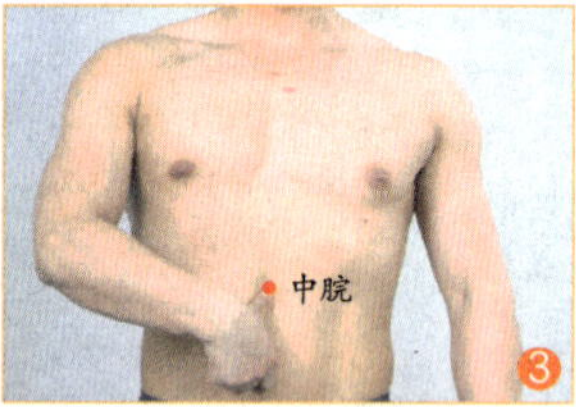

❸ 用拇指指腹按压中脘，每次2分钟。

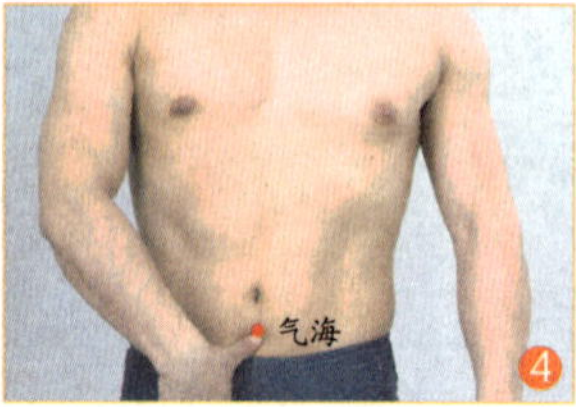

❹ 用拇指指腹按压气海，每次2分钟。

准确定位

曲池

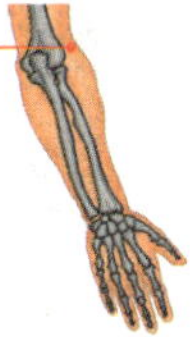

在肘横纹外侧端，尺泽与肱骨外侧髁连线的中点。

关元

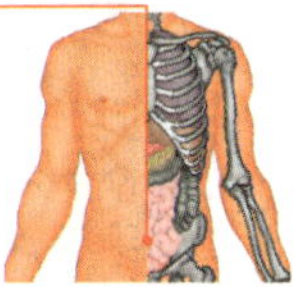

在下腹部，前正中线上，脐中下3寸。

胆俞

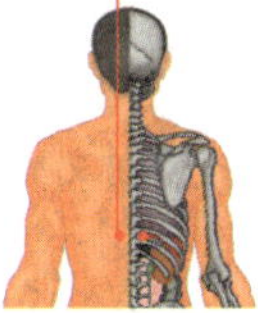

在背部脊柱区，第10胸椎棘突下，后正中线旁开1.5寸。

足三里

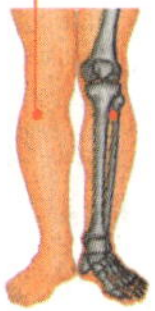

在小腿外侧，犊鼻下3寸，犊鼻与解溪连线上。

脂肪肝

脂肪肝是指各种原因引起的肝细胞内脂肪堆积过多的病变。正常肝脏脂肪占肝重的3%～4%，若脂肪含量超过肝重的5%即为脂肪肝。脂肪肝分为轻度、中度和重度，都可以用按摩来辅助治疗。

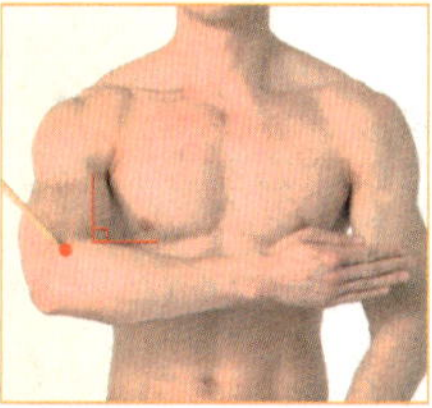

曲池

屈肘90°，肘横纹外侧端外凹陷中即是，按压有酸胀感。

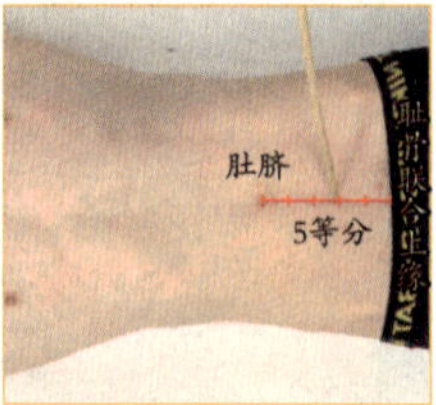

关元

仰卧位，将耻骨联合上缘的中点和肚脐连线5等分，由下向上2/5处，按压有酸胀感。

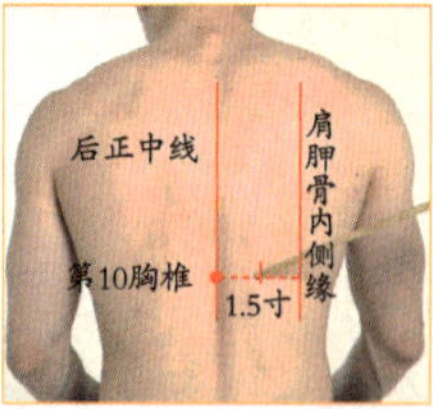

胆俞

两肩胛骨下角水平线与脊柱相交处为第7胸椎，向下数3个椎体，到第10胸椎处向肩胛骨内侧缘引垂线，垂线中点即是。

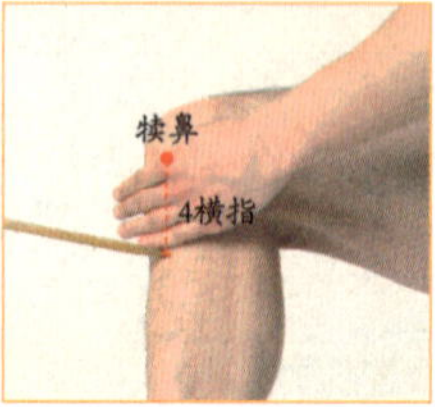

足三里

坐位屈膝，取犊鼻，自犊鼻向下量4横指（3寸）处，按压有酸胀感。

对症按摩

❶ 以食指尖按摩另一臂的曲池，直至有酸胀感，并向手放射，交换按揉1～2分钟。

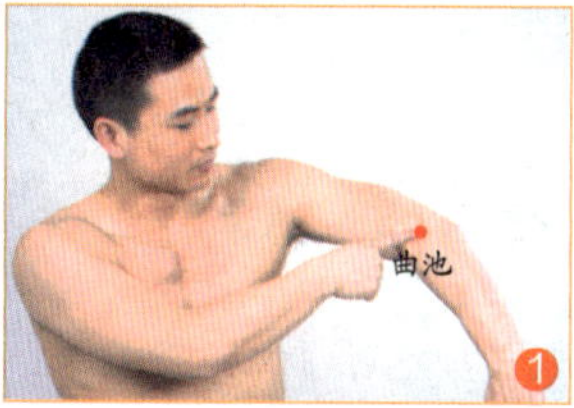

❷ 被按摩者取仰卧位，按摩者以圆珠笔点按被按摩者的关元，用力不宜过大，每次点按3～5分钟即可。

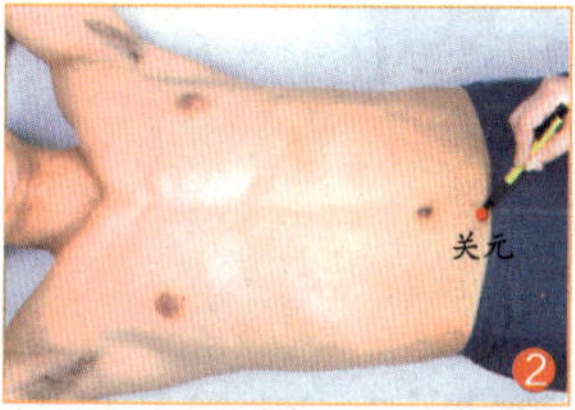

❸ 被按摩者取俯卧位，按摩者取被按摩者背部脊柱两侧的胆俞，用拇指指腹按揉4～5分钟。

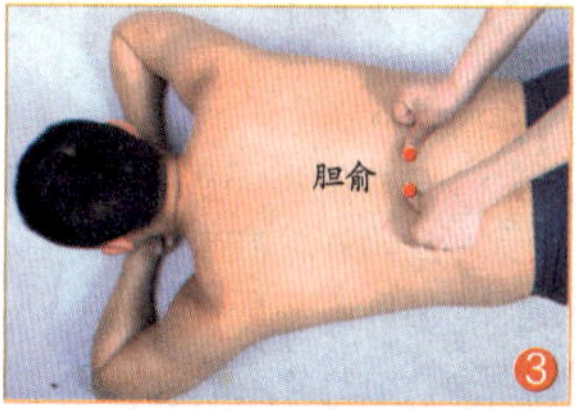

❹ 取坐位，双手四指屈曲，按在小腿处，敲击双腿足三里，力度适中，连做30次。两侧交替进行。

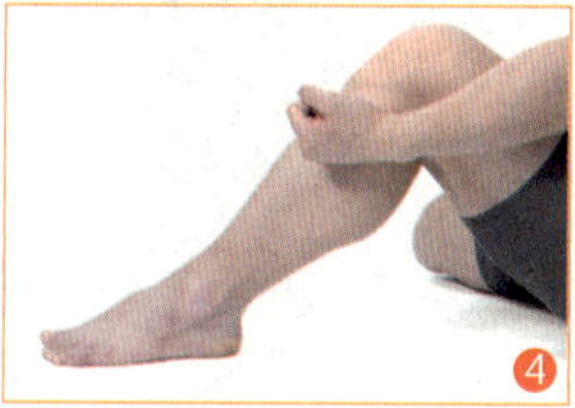

胆结石

胆结石是指胆管或胆囊内结石所引起的疾病，有剧烈的腹痛、黄疸、发热等症状。胆结石是最常见的胆道疾病，按结石所含的成分可分为三类：胆固醇结石、胆色素结石、混合型结石。适当的按摩可有效防治胆结石的发生及控制其发作，缓解其疼痛。

准确定位

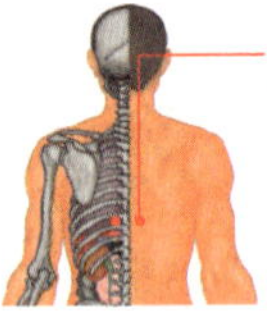

肝俞

在背部脊柱区，第9胸椎棘突下，后正中线旁开1.5寸。

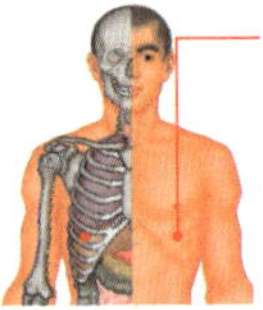

期门

在胸部，第6肋间隙，前正中线旁开4寸。

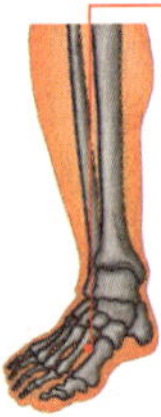

太冲

在足背，第1、2跖骨之间，跖骨底结合部前方凹陷处，或触及动脉搏处。

肝俞

坐位，两肩胛骨下角水平线与脊柱相交处为第7胸椎，向下数2个椎体，到第9胸椎处向肩胛骨内侧缘引垂线，垂线中点即是。

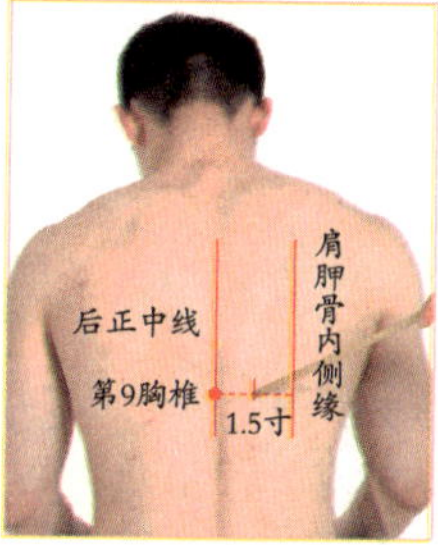

期门

正坐位，在锁骨中线上，前正中线旁开4寸，男性沿乳头向下推2个肋间隙，女性则在锁骨中线的第6肋间隙处。

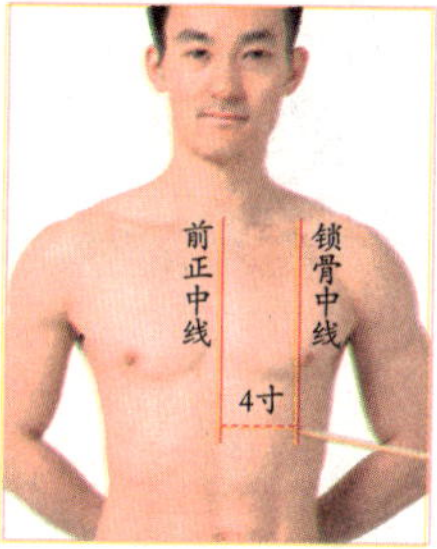

太冲

侧坐伸足或仰卧位，在足背，第1、2跖骨间，跖骨底结合部前方凹陷中，可触及动脉搏动处。

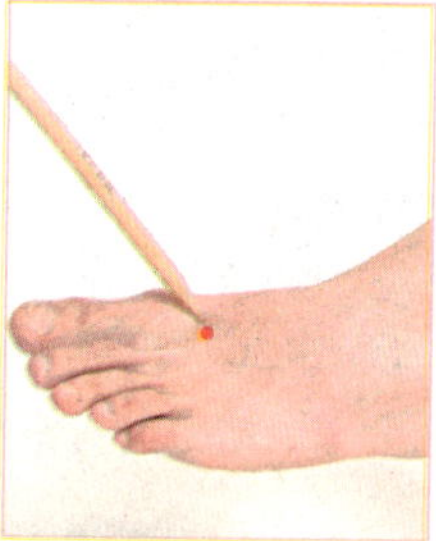

对症按摩

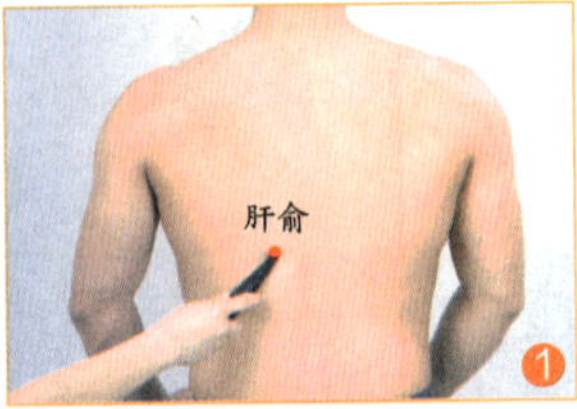

❶被按摩者取坐位背对按摩者，按摩者用牛角按摩器点按被按摩者的肝俞，以被按摩者能耐受为度。

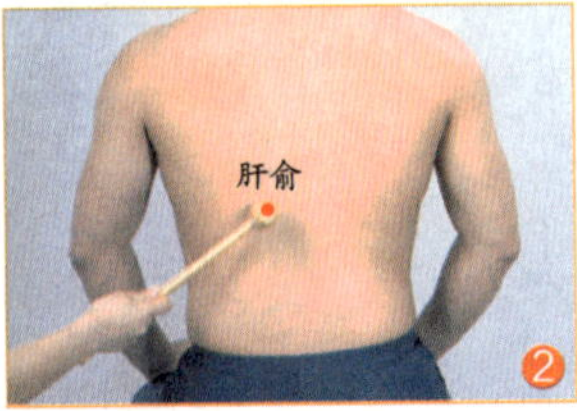

❷按摩者用木槌敲击被按摩者背部的肝俞，300～500次即可，用力不宜过大。

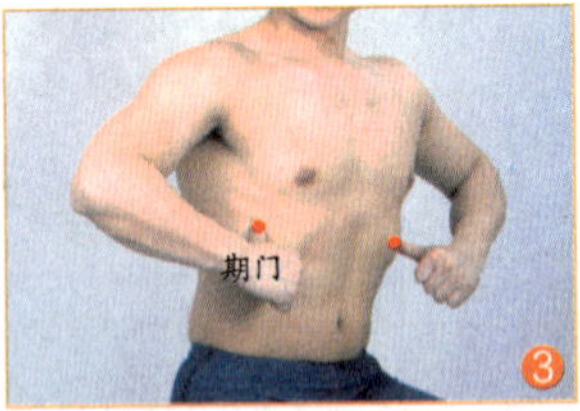

❸取坐位，按摩者用双手拇指点按双侧期门，点按2～3分钟即可。

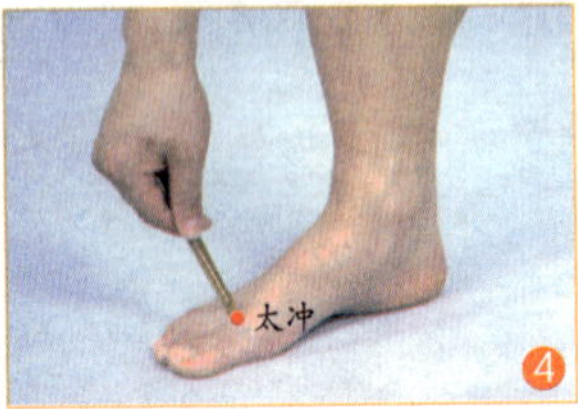

❹用按摩棒或拇指指腹按揉太冲，然后由下向上推按，双脚都按摩，每侧按摩约5分钟。

准确定位

合谷

在手背，第1、2掌骨间，第2掌骨桡侧的中点处。

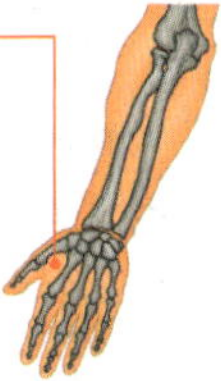

阳陵泉

在小腿外侧，腓骨小头前下方凹陷处。

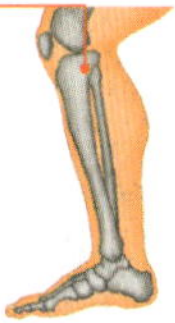

内关

在前臂掌侧，曲泽与大陵的连线上，腕掌侧远端横纹上2寸，掌长肌腱与桡侧腕屈肌腱之间。

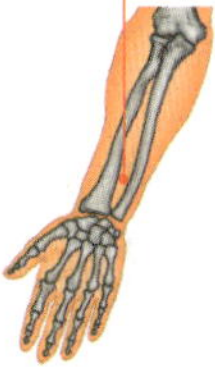

慢性胆囊炎

慢性胆囊炎指胆囊慢性炎症性病变，大多为慢性结石性胆囊炎。主要症状有右上腹部隐痛、腹胀、嗳气、恶心等，尤其在进食油腻食物后症状更为明显。典型表现为餐后出现发作性右上腹疼痛，并向右肩胛下区放射。中医穴位按摩可改善慢性胆囊炎的相关症状。

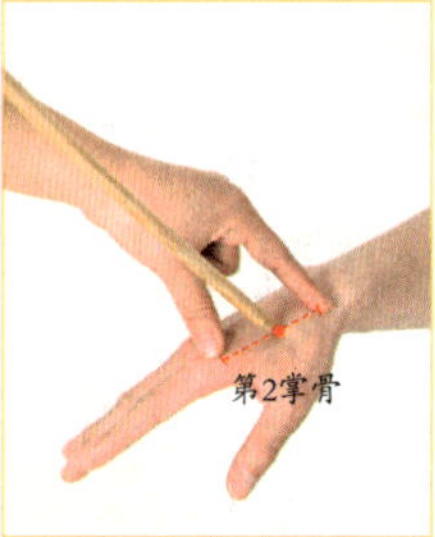

合谷

将手背舒展，在第2掌骨桡侧的中点处，按压有酸胀感。

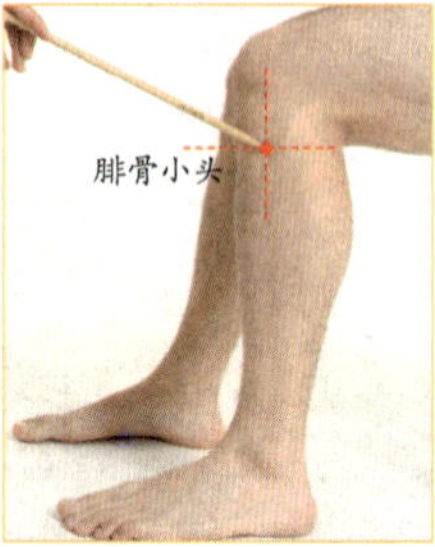

阳陵泉

在小腿外侧，先摸到腓骨小头，过腓骨小头前缘作一条竖直切线，再过腓骨小头下缘作一水平切线，两条切线的交点处。

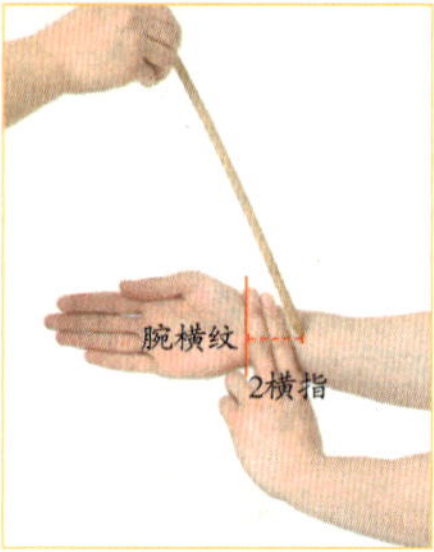

内关

伸肘仰掌，微屈腕，从腕横纹上量约2横指处，在掌长肌腱与桡侧腕屈肌腱之间的凹陷中，按压伴有酸胀感。

对症按摩

❶ 被按摩者取俯卧位，按摩者用掌根按揉被按摩者的右背疼痛部位，反复按揉10分钟。

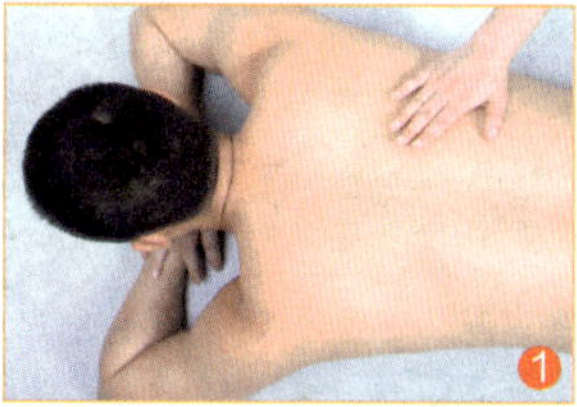

❷ 被按摩者左侧卧，右腿伸直，左腿屈曲，按摩者提拿、捏按其肋部10次，疼痛部位可稍用力。

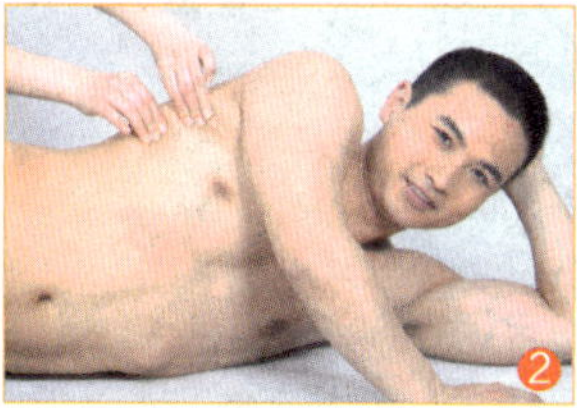

❸ 取正坐位，用对侧手掌用力拍打肩背部各30次。

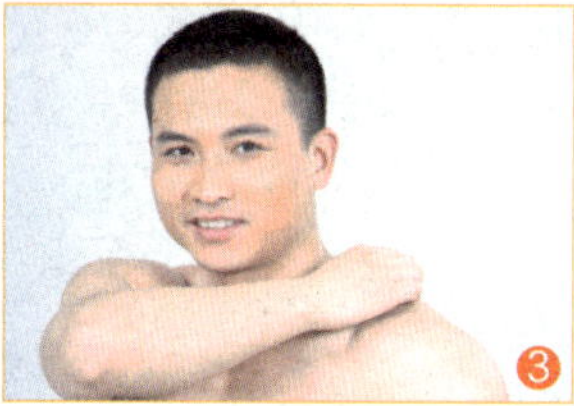

❹ 用双手拇指指腹或按摩棒按压合谷、阳陵泉、内关，注意按压时用力要稍重，每穴每次5分钟，至感觉酸胀为宜。

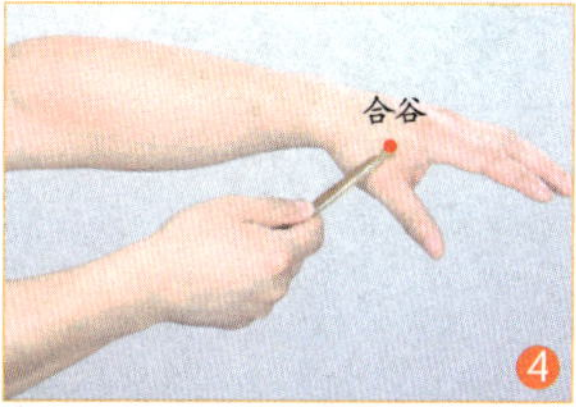

肾结石

肾结石是由于饮食不当，机体内胶体和晶体代谢失调所导致的。肾结石大多数位于肾盂肾盏内，B超等检查可以明确诊断。治疗轻度肾结石简单易行的方法就是多喝水、按摩排石。

准确定位

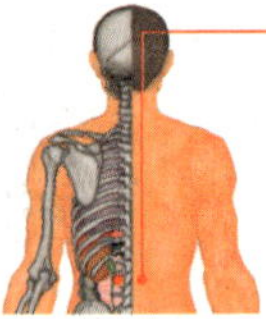

肾俞

在脊柱区，第2腰椎棘突下，后正中线旁开1.5寸。

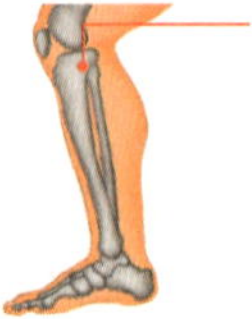

阳陵泉

在小腿外侧，腓骨小头前下方凹陷处。

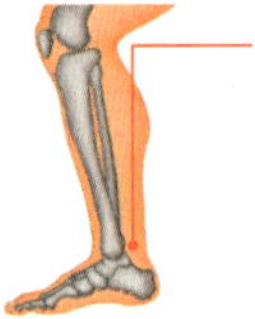

太溪

在踝区，内踝尖与跟腱之间的凹陷中。

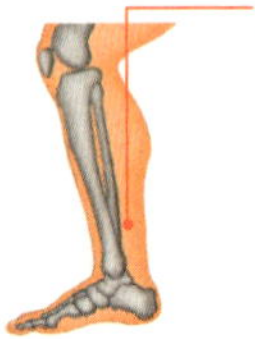

复溜

在小腿内侧，太溪直上2寸，跟腱的前方。

肾俞

两髂前上棘最高点连线与脊柱相交处为第4腰椎，向上数2个椎体，到第2腰椎处向肩胛骨内侧缘引垂线，垂线中点即是。

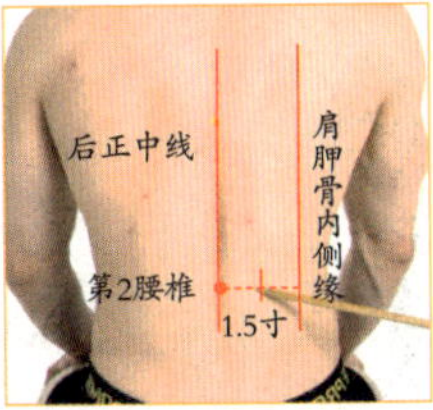

阳陵泉

先摸到小腿外侧的腓骨小头，过其前缘作一竖直切线，再过其下缘作一水平切线，两切线的交点处即是。

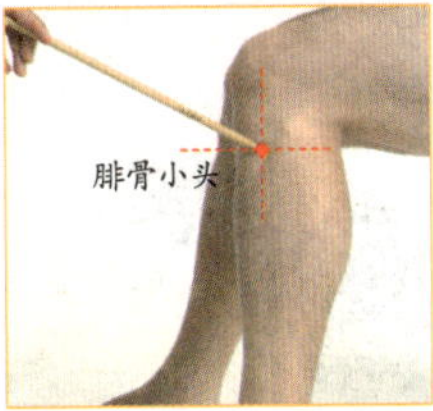

太溪

坐位或仰卧位，由足内踝尖向后推至与跟腱之间的凹陷处，约为内踝尖与跟腱之间的中点，按压有酸胀感。

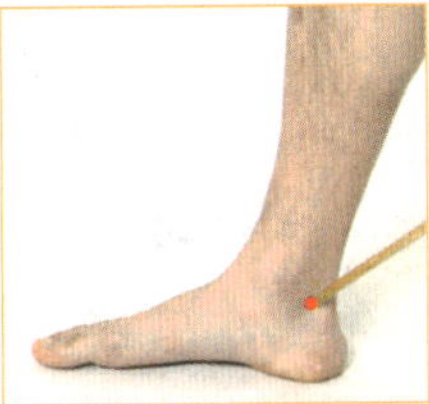

复溜

坐位或仰卧位，先取太溪穴，再向上量约2横指，跟腱前缘处，按压有酸胀感。

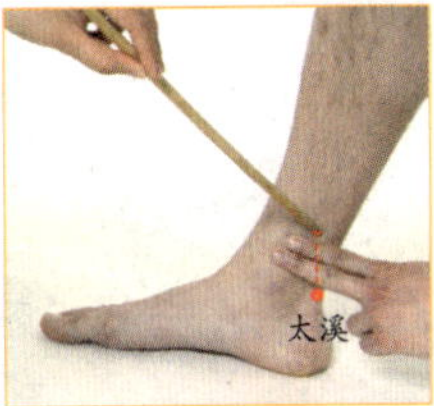

对症按摩

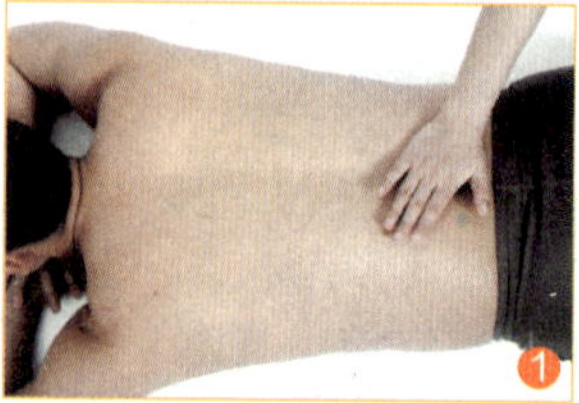

❶ 被按摩者俯卧，按摩者以单手掌心按揉被按摩者的肾俞及背部，然后由上而下轻轻刮摩，力度均匀。

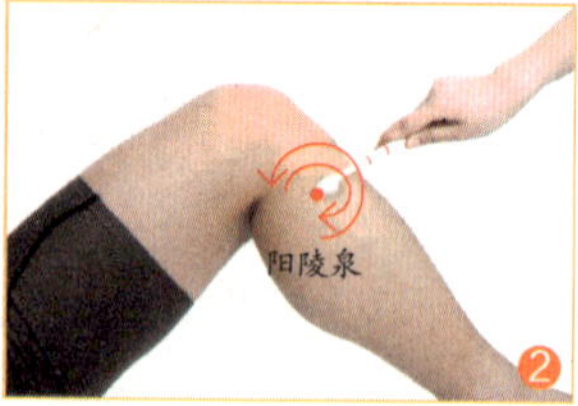

❷ 用按摩棒按压阳陵泉，沿顺时针或逆时针方向按揉，每次1分钟，每日3次，至局部有酸胀感。

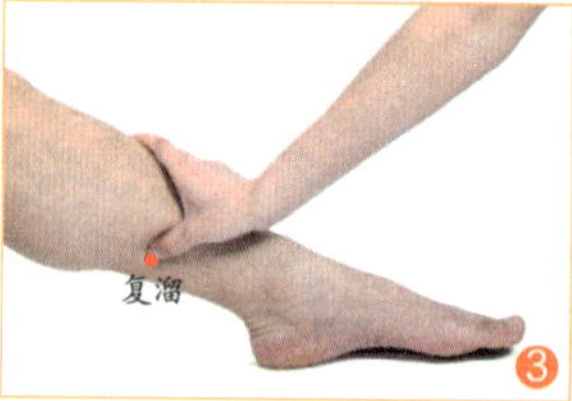

❸ 按摩者一手四指置于外踝侧，拇指按压被按摩者下肢的复溜，至被按摩者有酸痛感为宜。

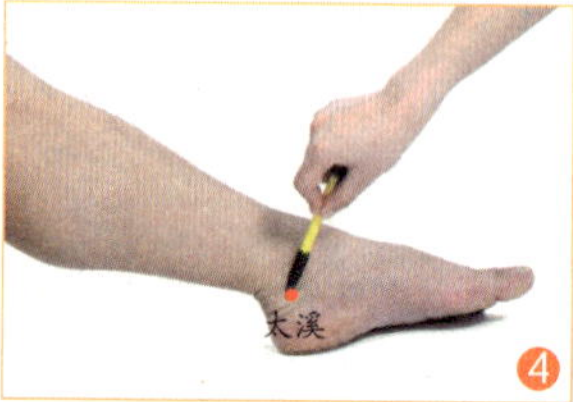

❹ 用圆珠笔点按太溪，先持续按2～5分钟，再一按一松连做5分钟，至局部有酸胀感、放射至小腿为宜。

准确定位

太阳

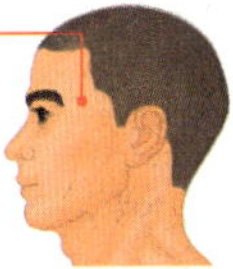

在头部，眉梢与目外眦之间，向后约1横指处。

大肠俞

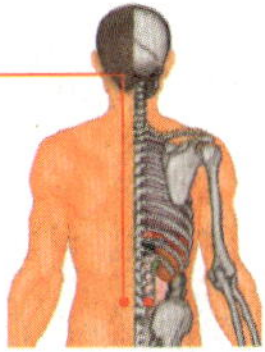

在脊柱区，第4腰椎棘突下，后正中线旁开1.5寸。

肩井

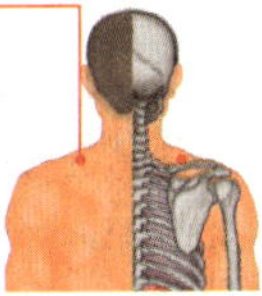

在肩上，前直乳中，在大椎与肩峰端连线的中点上。

足三里

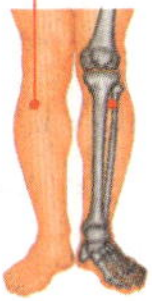

在小腿外侧，犊鼻下3寸，犊鼻与解溪连线上。

脑卒中

脑卒中是由各种诱发因素引起脑内动脉狭窄、闭塞或破裂，致脑局部血液循环障碍，进而导致脑部神经功能障碍的病症。脑卒中的主要症状为突然昏倒、口吐泡沫、肢体抽搐或无力等。按摩有疏通经络、行气活血的作用，在脑卒中恢复期可有效控制或减轻其症状。

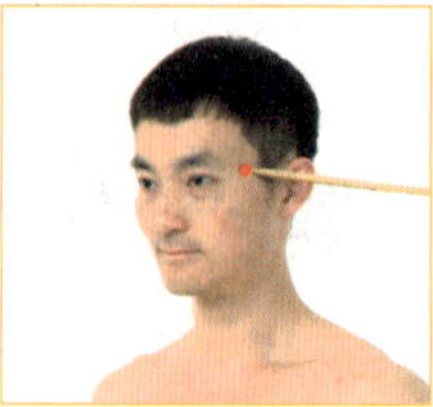

太阳

正坐或侧坐位，在头部，眉梢与目外眦之间，向后约1横指的凹陷处。

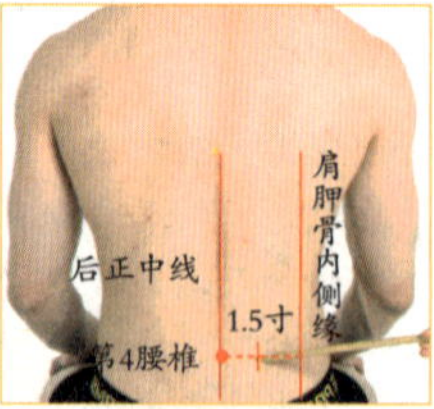

大肠俞

坐位，从两髂前上棘最高点连线与脊柱相交的第4腰椎向肩胛骨内侧缘引垂线，垂线中点即是。

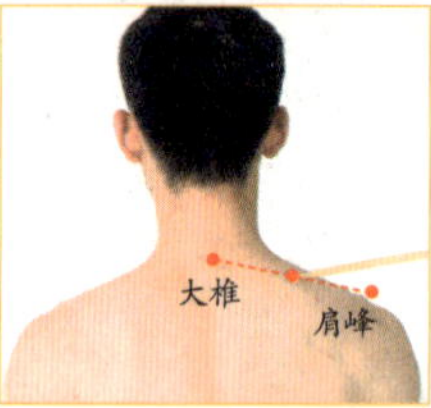

肩井

坐位，在肩上，大椎与肩峰端连线的中点上，向下直对乳头。

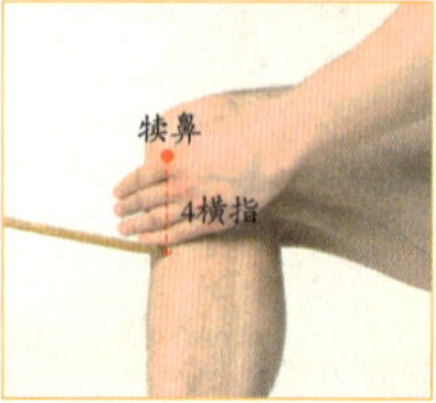

足三里

坐位屈膝，取犊鼻，自犊鼻向下量4横指（3寸）处，按压有酸胀感。

对症按摩

❶ 被按摩者取坐位，按摩者用双手拇指指腹按揉被按摩者头部太阳，用力适中，每次3分钟。

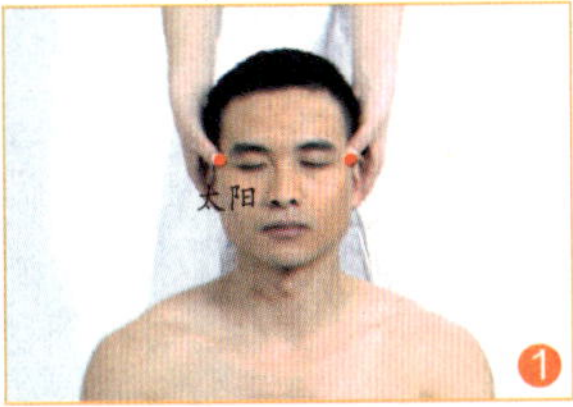

❷ 按摩者用双手拿捏或按揉被按摩者肩颈部的斜方肌和大肠俞，用力稍重，以被按摩者感到酸胀为度。

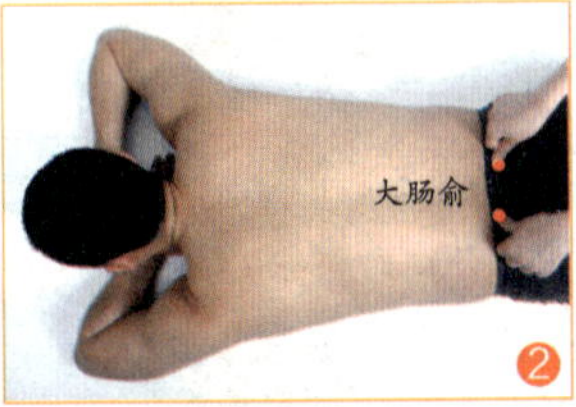

❸ 取坐位，按摩者用单手拇指指腹按揉被按摩者肩颈部的肌肉和肩井，用力适中，每次3分钟。

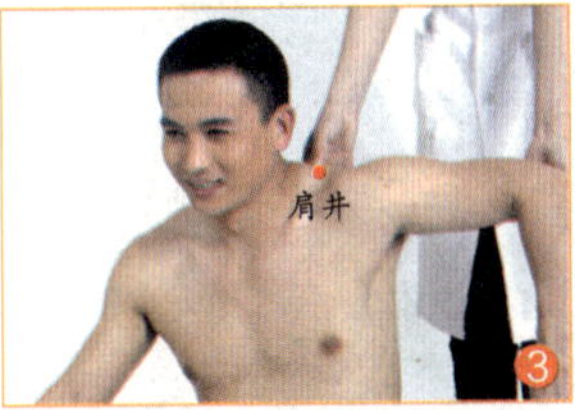

❹ 被按摩者取坐位，单腿屈膝，按摩者用单手拇指指腹捏揉被按摩者的下肢肌肉和足三里，用力稍重。

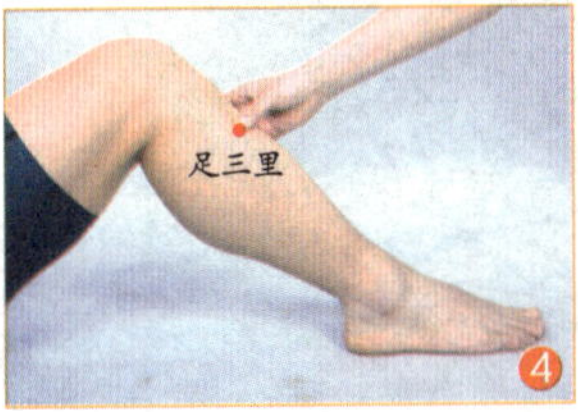

骨质疏松症

原发性骨质疏松是以骨量减少、骨的微观结构改变为特征的、致使骨的脆性增加以及易于发生骨折的一种全身性骨骼疾病，多见于中老年人。常见症状有疼痛、身长缩短、驼背、骨折。经常进行自我按摩，可有效预防骨质疏松症，缓解骨质疏松症症状。

准确定位

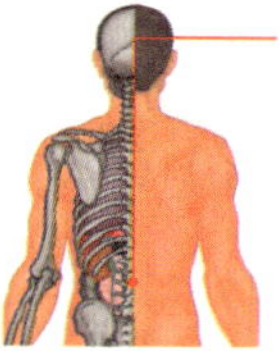

命门

在腰部，第2腰椎棘突下凹陷中。

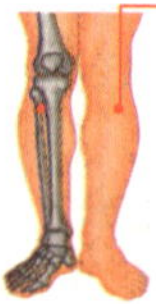

足三里

在小腿外侧，犊鼻下3寸，犊鼻与解溪连线上。

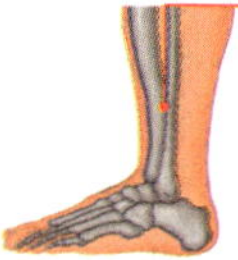

悬钟

在小腿外侧，于外踝尖上3寸，腓骨前缘。

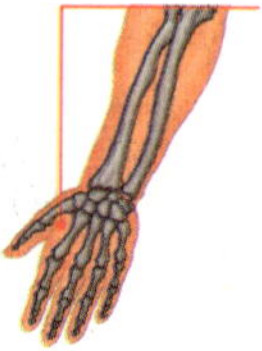

合谷

在手背，第1、2掌骨间，第2掌骨桡侧的中点处。

命门

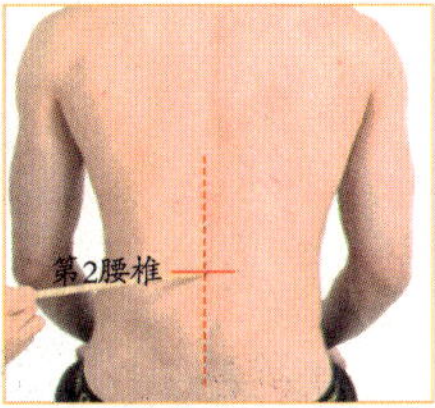

腰部两髂前上棘连线与后正中线交点处为第4腰椎棘突，向上数2个椎体，其棘突下缘的凹陷处即是。

足三里

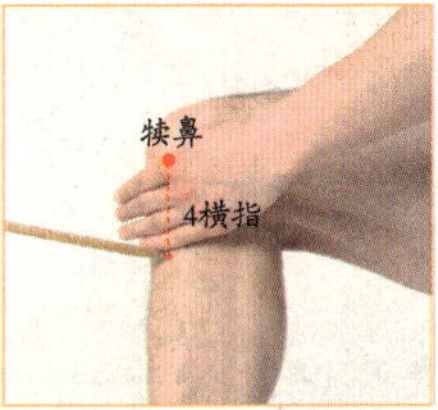

坐位屈膝，取犊鼻，自犊鼻向下量4横指（3寸）处，按压有酸胀感。

悬钟

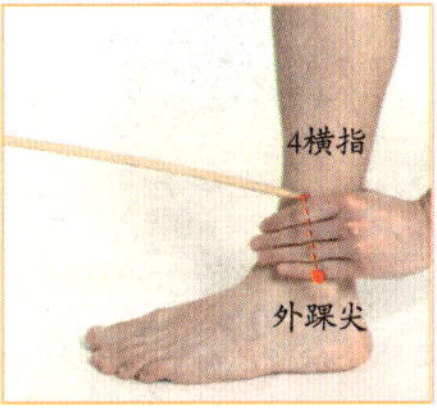

正坐位或仰卧位，从外踝尖向上量4横指（3寸）处，腓骨的前缘，按压有酸胀感。

合谷

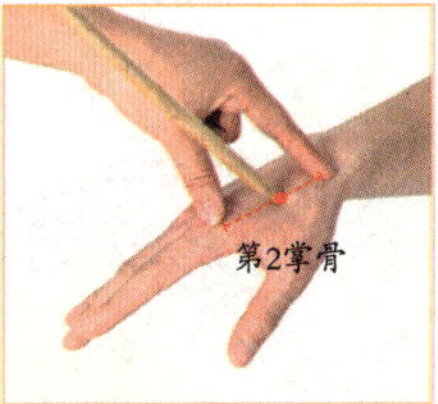

手背舒展，在第2掌骨桡侧的中点处，按压会有酸胀感。

对症按摩

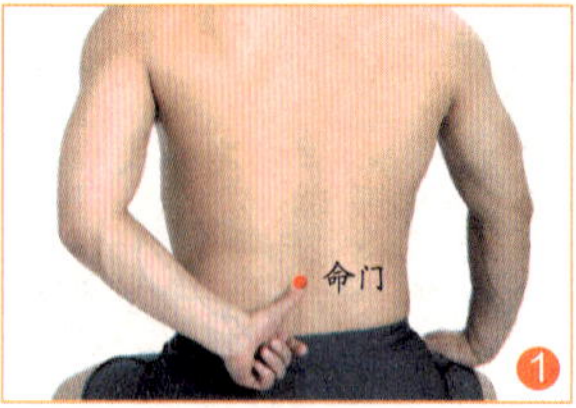

❶ 取坐位，单手绕过腰部，以拇指指腹按揉命门3～5分钟。

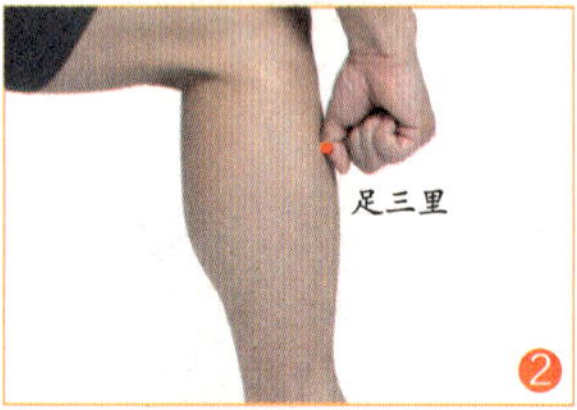

❷ 单手五指屈曲，拇指屈指按揉足三里2～3分钟。用力不可过大，以局部有酸胀感，并向下放射为宜。

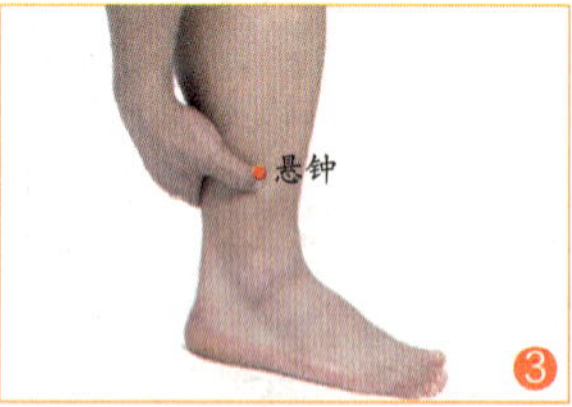

❸ 以拇指或食指指腹着力于一侧悬钟按压1～2分钟，可做顺时针或逆时针的揉法，以局部酸痛为宜。

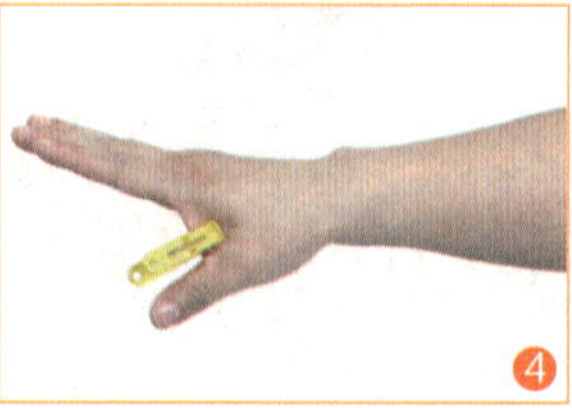

❹ 用衣服夹子夹合谷1～2分钟，夹子不宜过紧。

第三章

对症按摩，外科常见病缓解有道

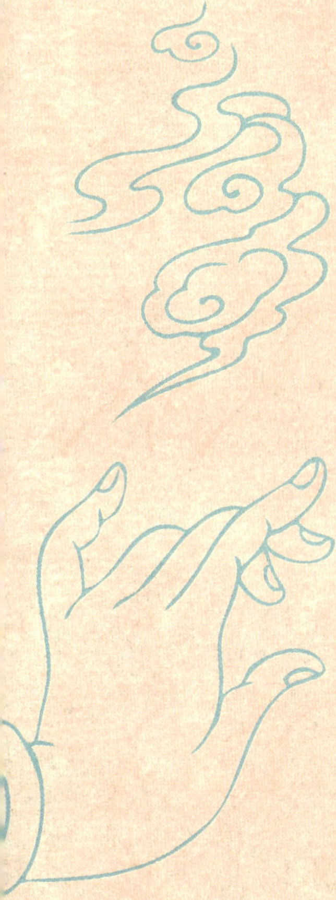

颈椎病

颈椎病是指由于颈椎肌肉劳损、骨质增生或周围韧带、肌腱、关节囊等软组织发生退行性变导致颈部神经、血管、脊髓受到压迫而引起颈肩部疼痛，甚至功能障碍的病症。患者平时应注意养成良好的生活习惯，多活动颈椎，按摩可以有效缓解颈椎病症状。

准确定位

风池

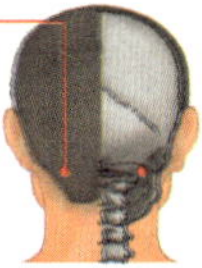

在颈后枕骨之下，胸锁乳突肌上端与斜方肌上端之间的凹陷中。

肩井

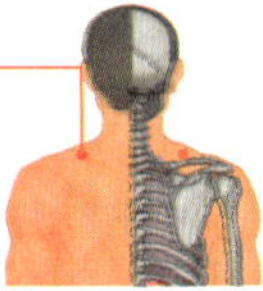

在肩上，前直乳中，在大椎与肩峰端连线的中点上。

天宗

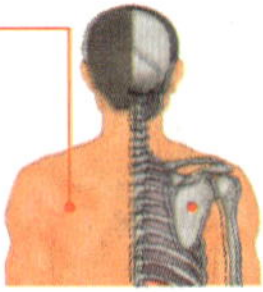

在肩胛区，冈下窝中央凹陷处，与第4胸椎平齐。

极泉

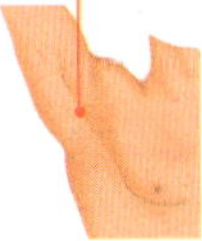

在腋区，腋窝中央，腋动脉搏动处。

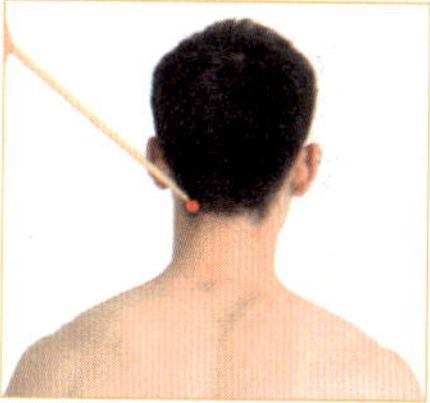

风池

坐位，在头部枕骨下斜方肌与胸锁乳突肌之间的凹陷中，约平风府，按压有酸胀感。

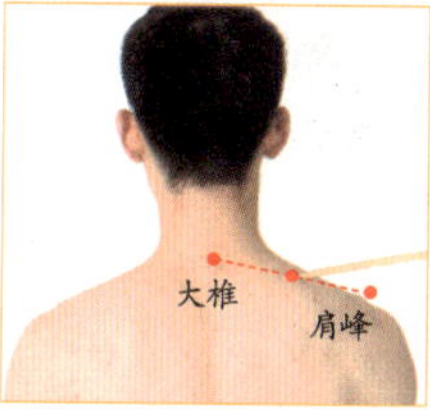

肩井

坐位，在肩上，大椎与肩峰端连线的中点上。

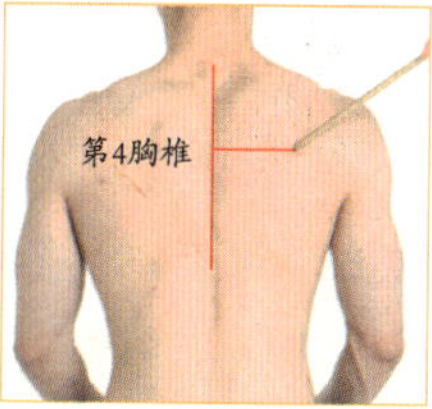

天宗

在肩胛部，冈下窝中央凹陷处，与第4胸椎平齐，肩胛冈中点下缘处，按压有酸胀感。

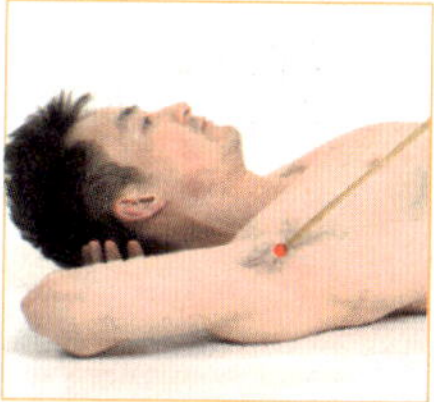

极泉

屈肘，上臂外展，手掌按于后枕，于腋窝中部有动脉搏动处，按压有酸痛感。

对症按摩

❶ 先用双手拇指指腹按揉被按摩者的风池，每次2分钟，然后拿捏到肩背部，反复10次，最后用力点按风池。

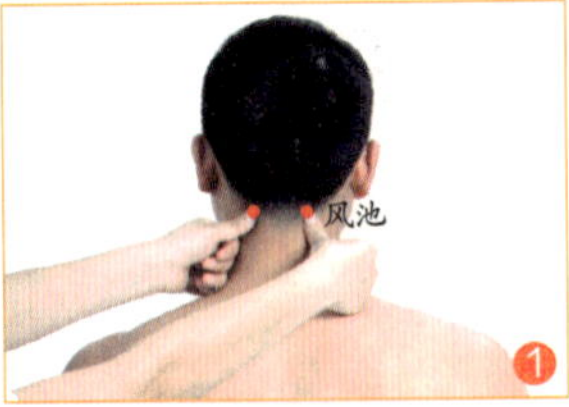

❷ 用滚擦器上下摩擦颈部，至产生温热感为宜。

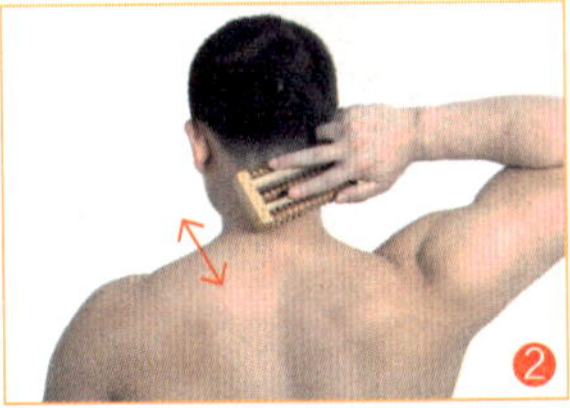

❸ 用拇指指腹点按天宗2分钟，再用掌根按揉整个肩胛2分钟，至被按摩者肩胛部感到酸胀温热为宜。

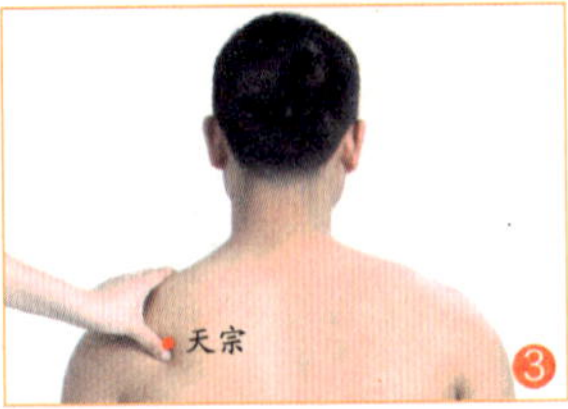

❹ 按摩者一手托住被按摩者肘部，另一手的拇指、食指指腹拿捏被按摩者腋窝下极泉15次，至被按摩者手指感到麻木为宜。

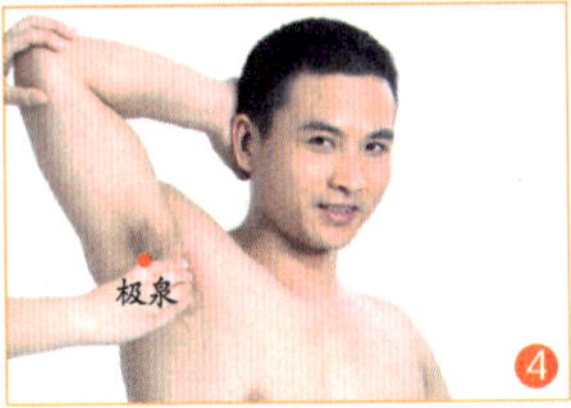

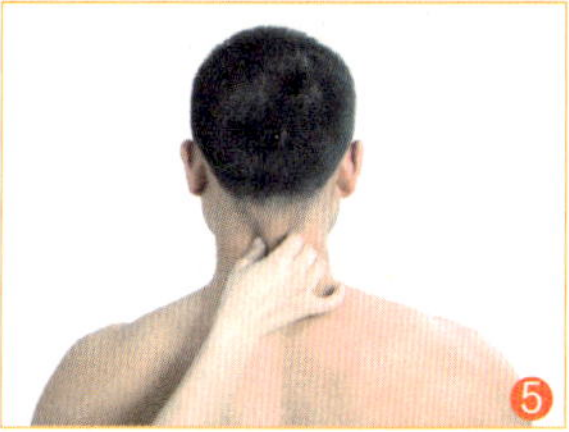

⑤ 按摩者用单手拇指、食指、中指指腹拿捏被按摩者的项部，可双手交替进行，每次2分钟，动作要缓慢、柔和。

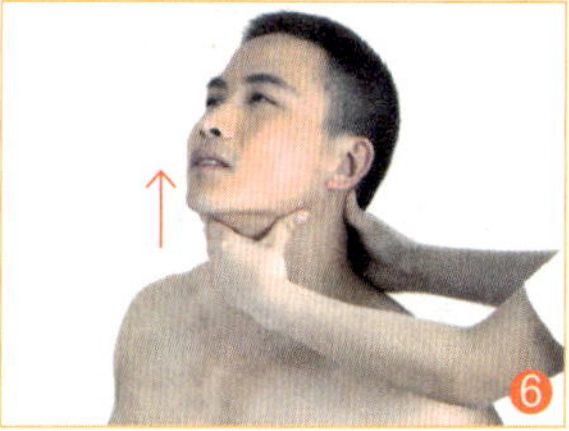

⑥ 左手虎口托住下颌，右手掌面托住后颈，垂直向上牵引头部，用力由轻渐重，持续3分钟，不可使用蛮力，最好由医师操作。

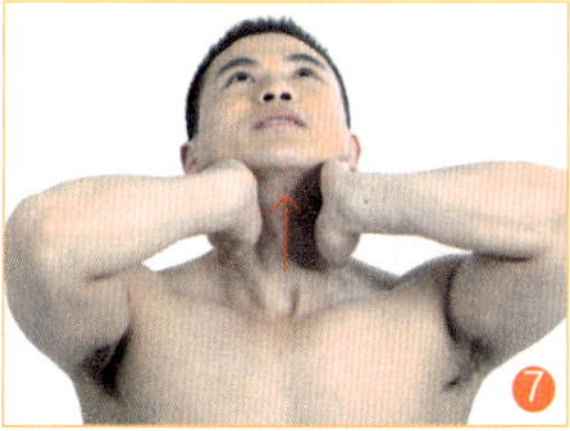

⑦ 用双手拿捏头部，同时将头部向上提拿，反复5次。

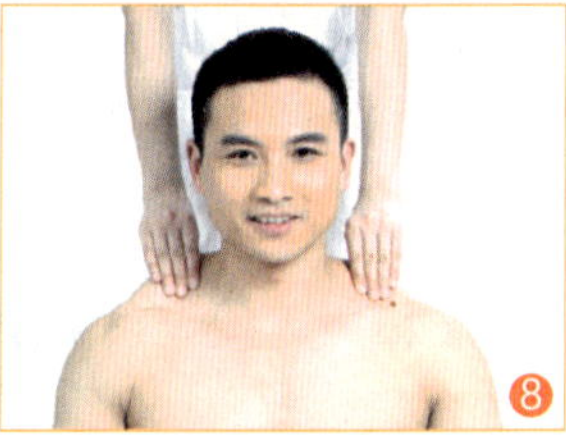

⑧ 双手拿捏肩井5次，然后用食指、中指、无名指沿颈部正中的颈椎棘突及其两侧颈部肌肉，从上至下按压、刮擦。

肩周炎

肩周炎是指肩关节周围的软组织发生损伤性或退行性病变引起的以肩关节疼痛和活动不便为主要症状的常见病症。本病初起为阵发性肩部隐痛或刺痛，疼痛可放射到颈部或上臂，逐渐发展到持续性疼痛并伴有肩关节活动功能障碍。家庭理疗按摩可有效缓解肩周炎。

准确定位

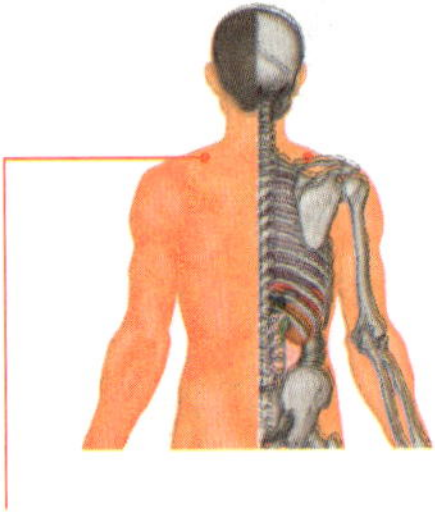

肩井

在肩上，前直乳中，在大椎与肩峰端连线的中点上。

快速取穴

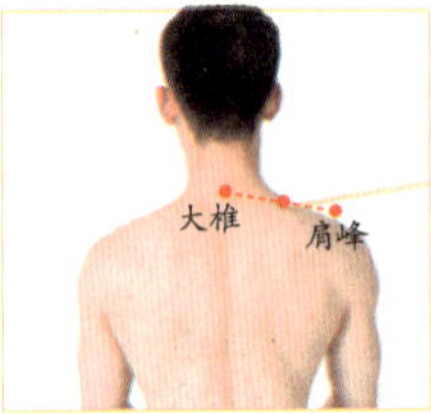

肩井

坐位，在肩上，大椎与肩峰端连线的中点上。

对症按摩

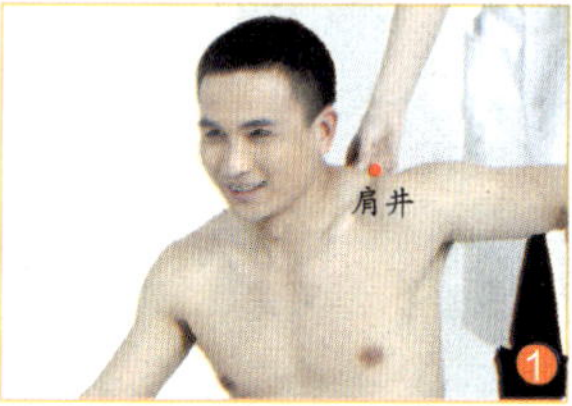

❶ 按摩者用一手托住被按摩者的手臂，另一手拇指指腹按揉被按摩者的肩井，每次1分钟。

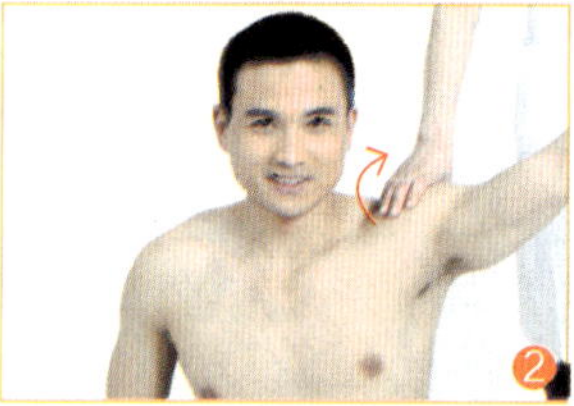

❷ 按摩者一手握住被按摩者的肩部，另一手握住腕部，以肩关节为中心做旋转运动，幅度由小变大。

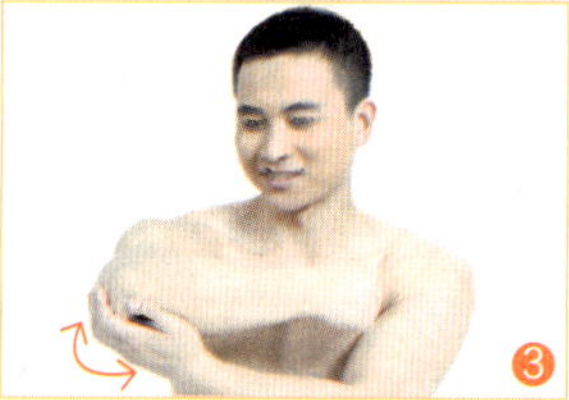

❸ 用健侧手掌托住患侧肘部，辅助其前后、上下摆动。

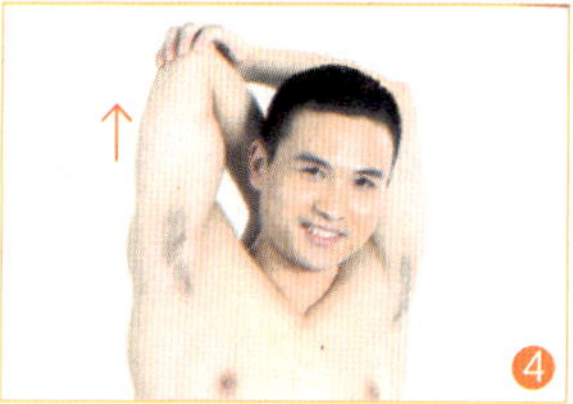

❹ 用健侧手掌托住患侧肘部，向上拉伸患肩，拉伸时动作要缓慢，可反复10次。

腰椎间盘突出

腰椎间盘突出是腰椎间盘纤维环破裂后髓核突出压迫神经根，造成以腰腿痛为主要表现的疾病。穴位按摩可缓解腰椎间盘突出症状，效果显著。

准确定位

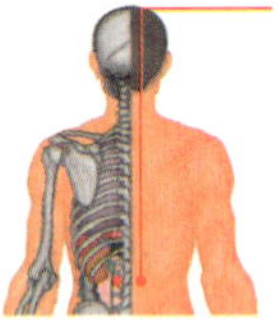

肾俞

在脊柱区，第2腰椎棘突下，后正中线旁开1.5寸。

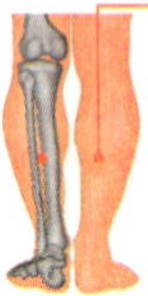

承山

在小腿后面正中，当伸直小腿时，腓肠肌肌腹下出现的尖角凹陷处。

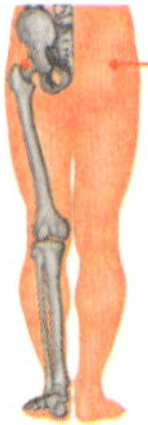

环跳

在股外侧部，侧卧屈股，在股骨大转子最凸点与骶管裂孔连线的外1/3与中1/3交点处。

肾俞

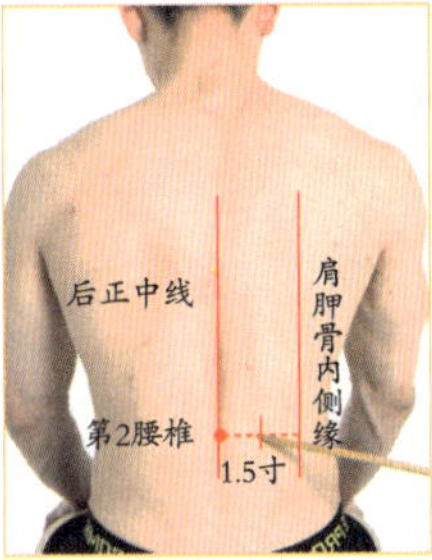

坐位，两髂前上棘最高点连线与脊柱相交处为第4腰椎，向上数2个椎体，到第2腰椎处向肩胛骨内侧缘引垂线，垂线中点即是。

承山

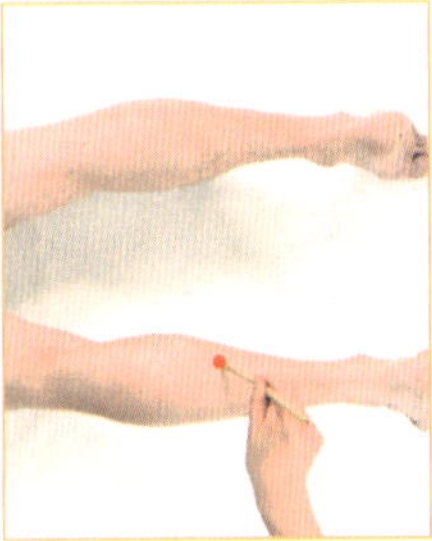

俯卧位，下肢伸直或足跟上提，其腓肠肌部出现“人”字纹，在其下可触及一凹陷处，按压有酸胀感。

环跳

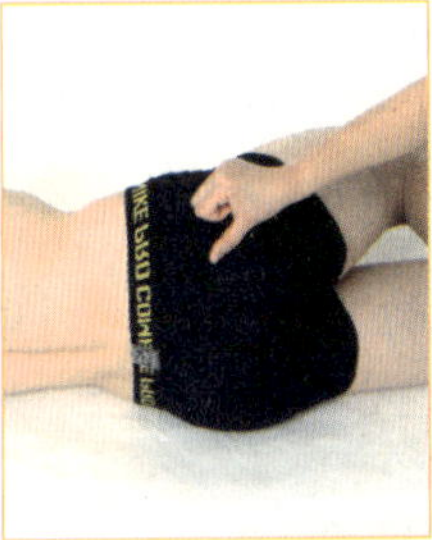

取侧卧位，伸直下腿，屈上腿，以拇指关节横纹按在股骨大转子上，拇指指向脊柱，当拇指尖处即是，按压有酸胀感。

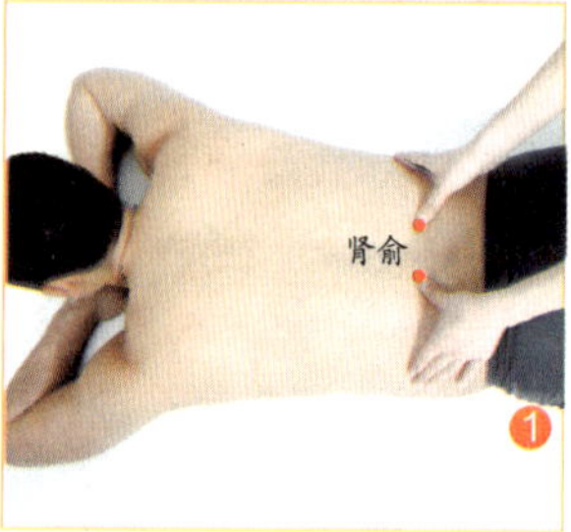

❶ 按摩者用手指按压被按摩者的肾俞，每次1分钟，以被按摩者感到酸胀为宜。

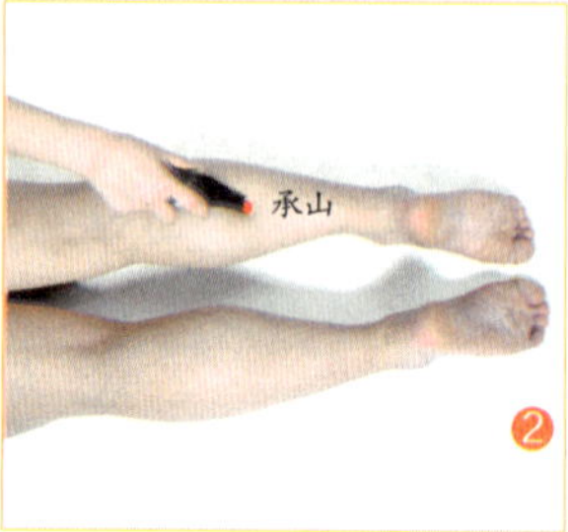

❷ 按摩者用按摩器按压被按摩者一侧小腿部的承山3～5分钟，也可同时做顺时针、逆时针的揉法，以被按摩者局部有酸痛感为宜。

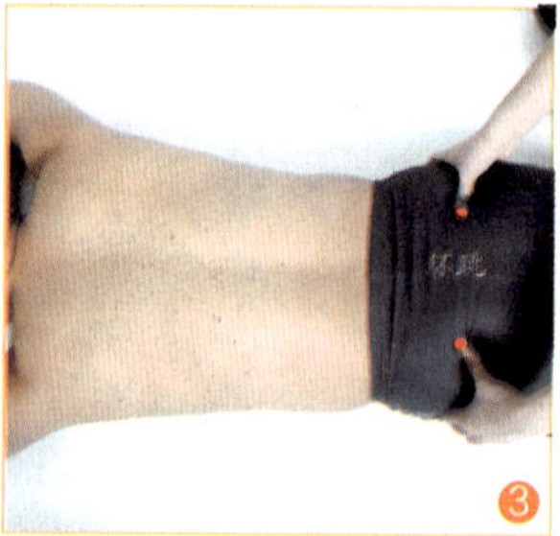

❸ 取俯卧位，以两手拇指掌侧置于被按摩者两侧环跳上，其余四指置于臀部两侧，两手拇指徐徐加力，长按3～5分钟。

准确定位

脾俞

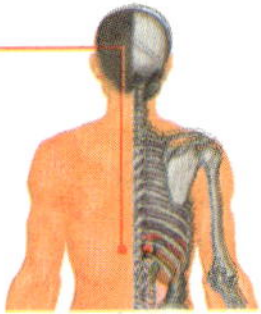

在背部脊柱区，第11胸椎棘突下，后正中线旁开1.5寸。

肾俞

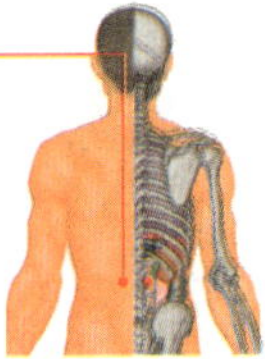

在脊柱区，第2腰椎棘突下，后正中线旁开1.5寸。

大肠俞

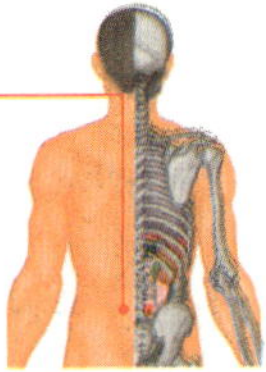

在脊柱区，第4腰椎棘突下，后正中线旁开1.5寸。

命门

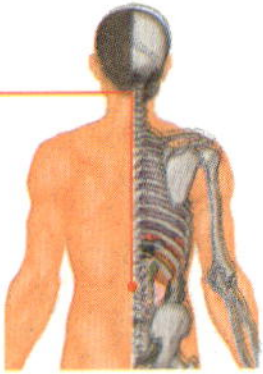

在腰部，第2腰椎棘突下凹陷中。

腰肌劳损

腰肌劳损是指腰部的肌肉、筋膜、韧带等软组织的慢性疲劳性损伤，为临床常见病。腰肌劳损主要表现为腰部酸痛或冷痛，劳累后加重，休息时减轻。腰部外形及活动多无异常，也无明显腰肌痉挛，可通过按摩来缓解本病的症状。

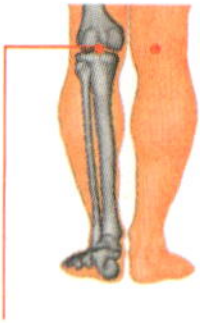

委中

在膝部，腘横纹中点，股二头肌腱与半腱肌肌腱的中间。

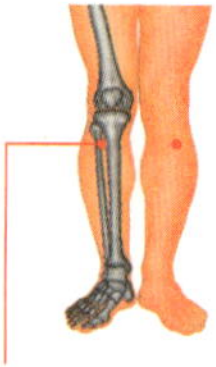

足三里

在小腿外侧，犊鼻下3寸，犊鼻与解溪连线上。

快速取穴

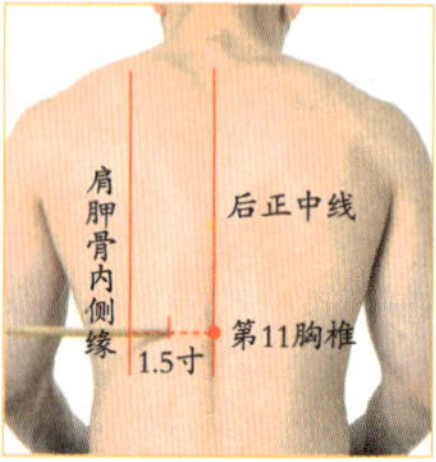

脾俞

坐位，两肩胛骨下角水平线与脊柱相交处为第7胸椎，向下数4个椎体，到第11胸椎处向肩胛骨内侧缘引垂线，垂线中点即是。

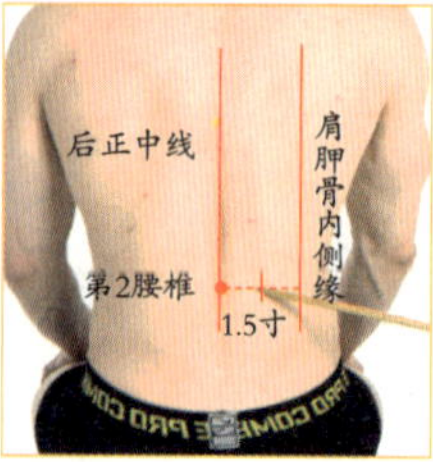

肾俞

坐位，两髂前上棘最高点连线与脊柱相交处为第4腰椎，向上数2个椎体，到第2腰椎处向肩胛骨内侧缘引垂线，垂线中点即是。

大肠俞

坐位，从两髂前上棘最高点连线与脊柱相交的第4腰椎向肩胛骨内侧缘引垂线，垂线中点即是。

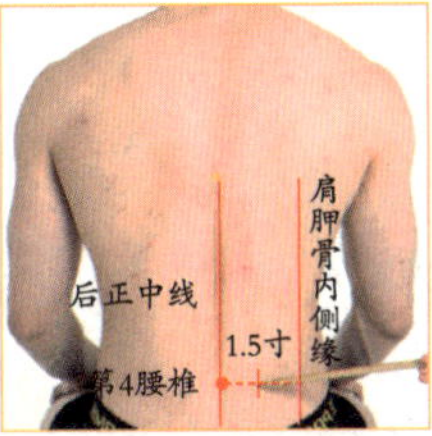

命门

腰部两髂前上棘连线与后正中线的交点处为第4腰椎棘突，向上数到第2腰椎，其棘突下缘凹陷处即是。

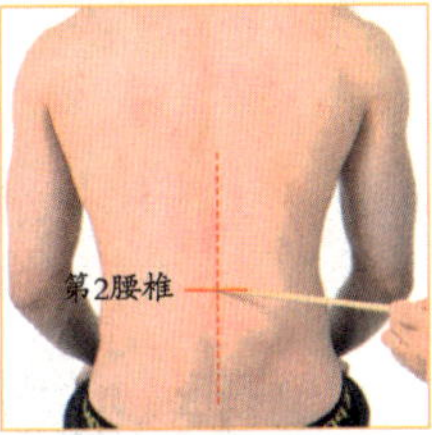

委中

俯卧，稍屈膝，在大腿后面，即可显露明显的股二头肌肌腱和半腱肌肌腱，在其中间，按压有动脉搏动处。

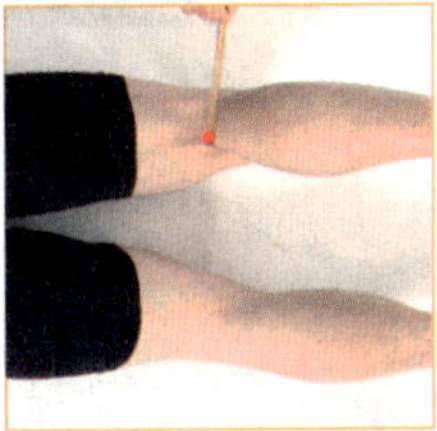

足三里

坐位屈膝，取犊鼻，自犊鼻向下量4横指（3寸）处，按压有酸胀感。

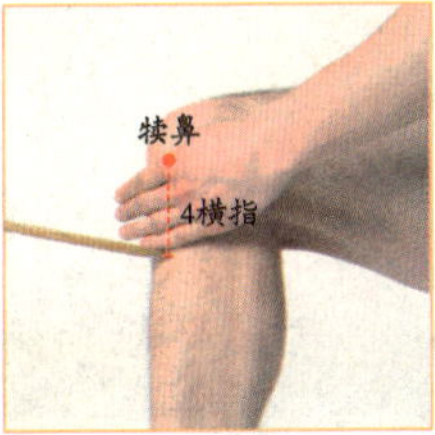

对症按摩

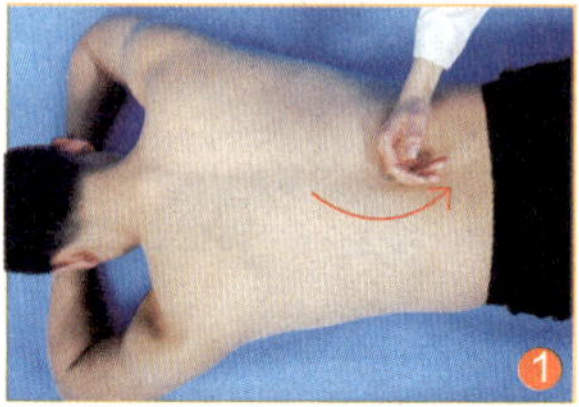

❶被按摩者取俯卧位，按摩者用指关节侧滚法作用于脾俞、大肠俞，两侧交替进行，每侧5遍。

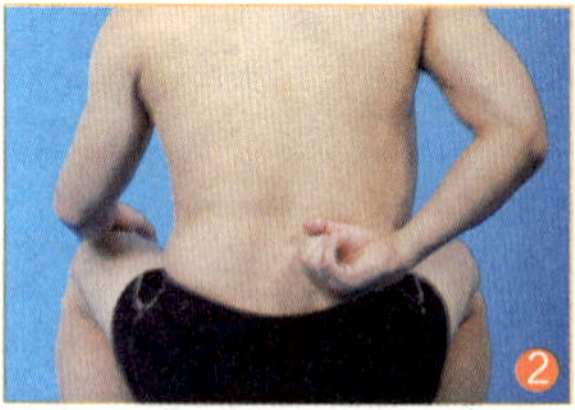

❷手握空拳，叩击腰部两侧肾俞，逐渐用力，以舒适为度，左右各叩击30次。

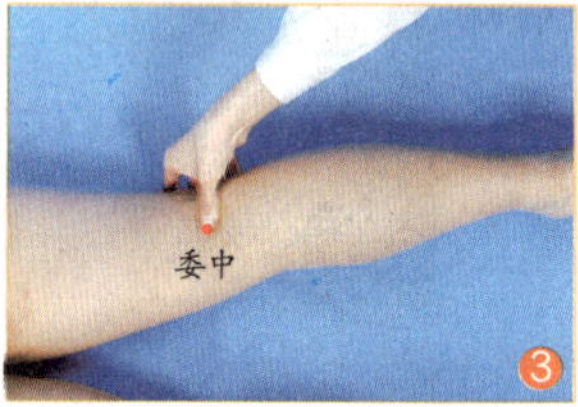

❸按摩者用拇指指腹按揉被按摩者的委中、足三里穴，每穴每次2分钟，至感觉酸胀为宜。

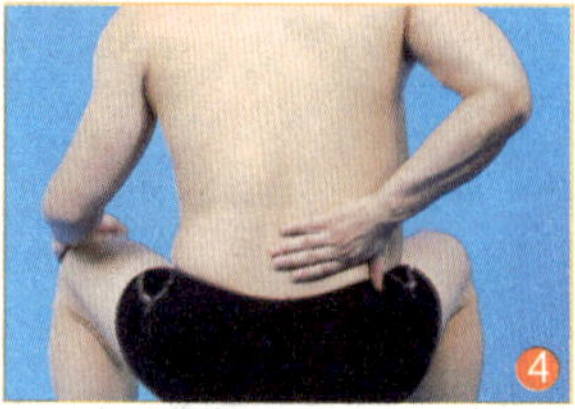

❹五指并拢，将手掌快速摩擦至有烫感，迅速紧贴于腰部的命门及肾俞，左右往返搓擦腰部两侧，至发热为宜。

准确定位

腰眼

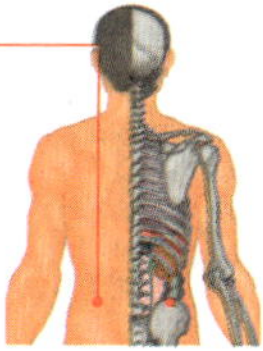

在腰部，横平第4腰椎棘突下，后正中线旁开3.5寸凹陷中。

命门

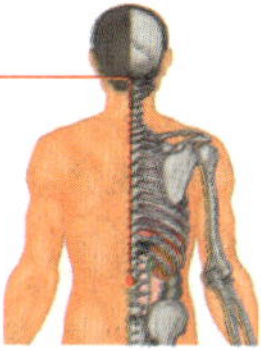

在腰部，第2腰椎棘突下凹陷中。

后溪

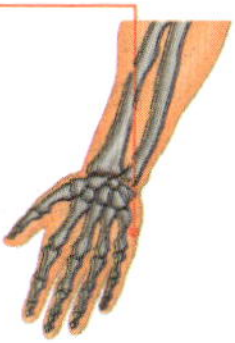

在手内侧，第5掌指关节尺侧近端赤白肉际凹陷中。

大杼

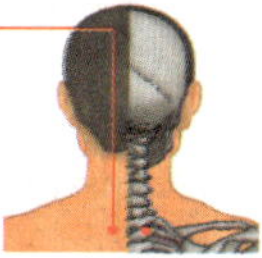

在背部脊柱区，第1胸椎棘突下，后正中线旁开1.5寸。

腰椎骨质增生

腰椎骨质增生的主要病因与关节软骨的退行性变有关。随着年龄的增大，椎间隙变窄，椎体不稳，纤维环在椎体边缘外发生撕裂，导致髓核突出，将后纵韧带的骨膜顶起，其下产生新骨，形成骨刺或骨质增生。中医按摩方法可以有效缓解和改善腰椎骨质增生的症状。

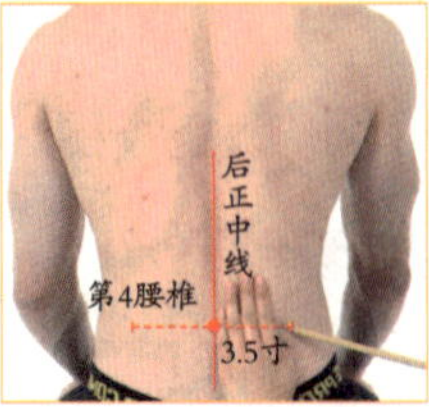

腰眼

髂前上棘与后正中线的交点处，第4腰椎棘突下，后正中线旁开3.5寸处。

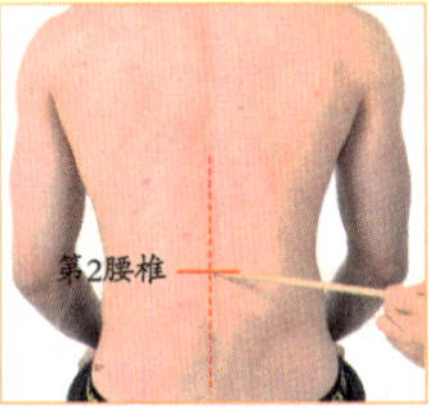

命门

取坐位，在腰部，两髂前上棘连线与后正中线交点处为第4腰椎棘突，再向上数到第2腰椎的凹陷处。

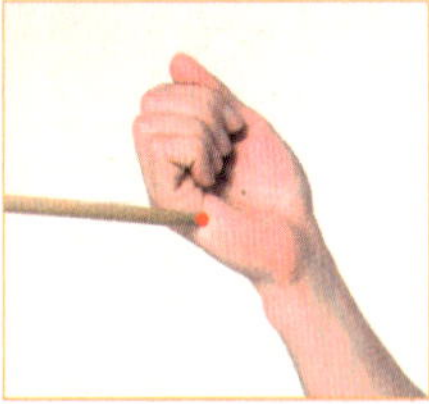

后溪

仰掌握拳，在手掌尺侧，第5掌指关节后的远侧掌横纹近头处赤白肉际。

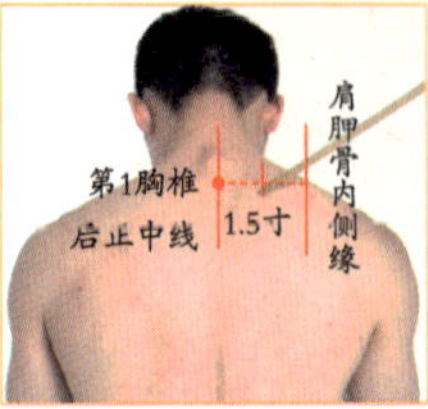

大杼

坐位，由颈背交界处椎骨的最高点向下数1个椎体（第1胸椎），从此处向肩胛骨内侧缘引垂线，垂线中点即是。

对症按摩

❶ 按摩者用网球点按被按摩者的大杼、腰眼、命门，每穴2分钟，逐渐用力，以被按摩者局部有酸胀感为宜。

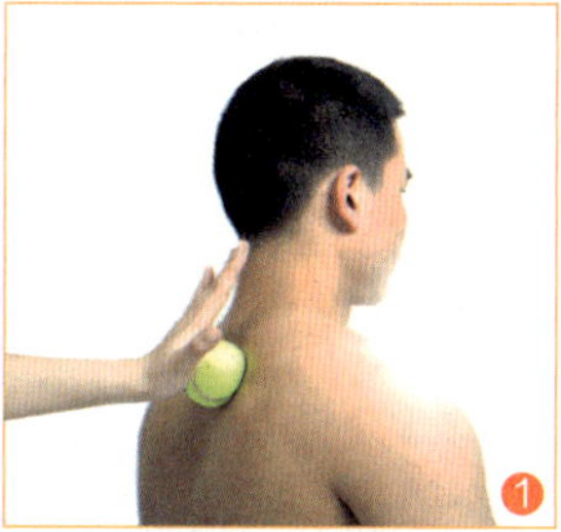

❷ 五指并拢，双手掌快速摩擦至有热感，将手掌紧贴于腰部命门，上下往返搓擦腰部两侧，直至发热为宜。

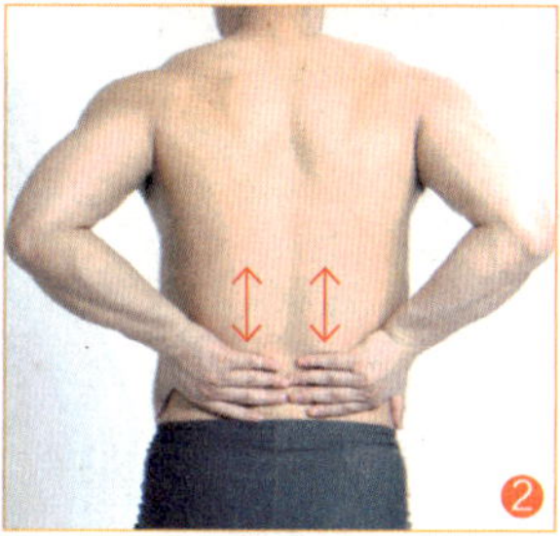

❸ 按摩者用拇指指腹按揉被按摩者的后溪2分钟，直至被按摩者感觉酸胀为宜。

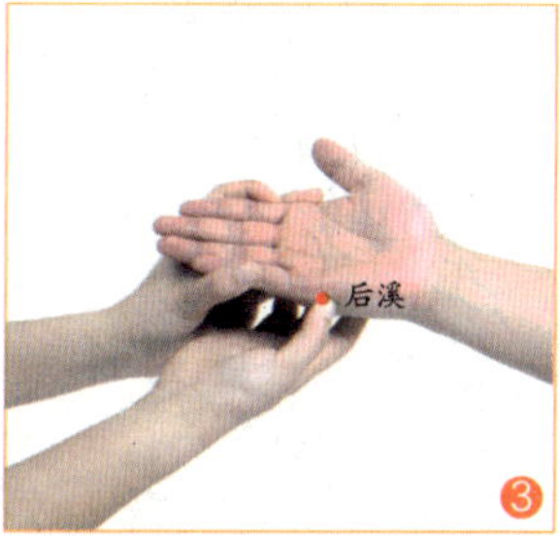

风湿性关节炎

风湿性关节炎是一种常见的急性或慢性结缔组织炎症，严重时可能引起关节畸形，反复发作可累及心脏。患者中约有80%的发病年龄在20—45岁。其主要症状为关节部位肿胀、疼痛，关节活动障碍，晨起时手指僵硬，手足麻痹不能屈伸。按摩可有效缓解其症状。

准确定位

合谷

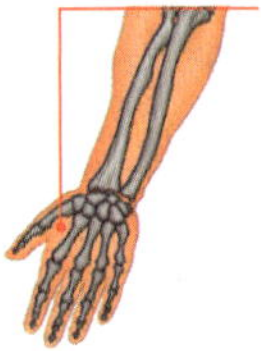

在手背，第1、2掌骨间，第2掌骨桡侧的中点处。

曲池

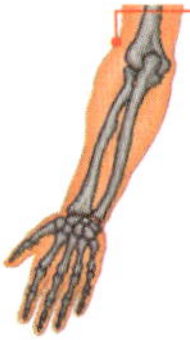

在肘横纹外侧端，尺泽与肱骨外侧髁连线的中点。

梁丘

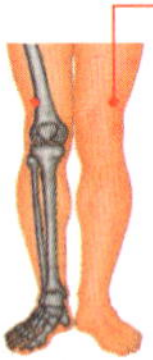

在股前区，髌底上2寸，股外侧肌与股直肌肌腱之间。

承山

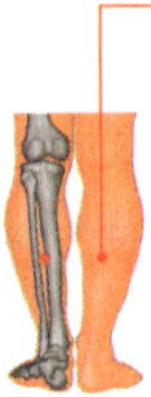

在小腿后面正中，当伸直小腿时，腓肠肌肌腹下出现的尖角凹陷处。

合谷

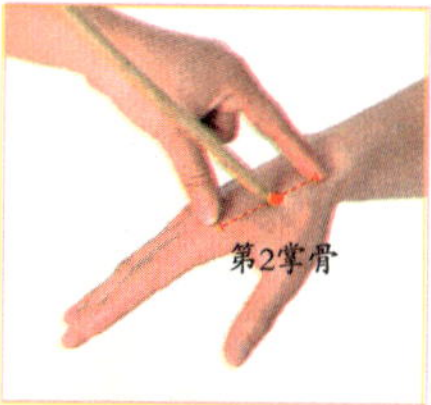

手背舒展，在第2掌骨桡侧的中点处即是，按压时有酸胀感。

曲池

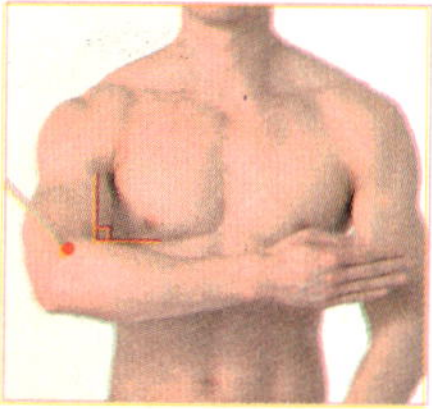

屈肘90°，肘横纹外侧端外凹陷处即是，按压有酸胀感。

梁丘

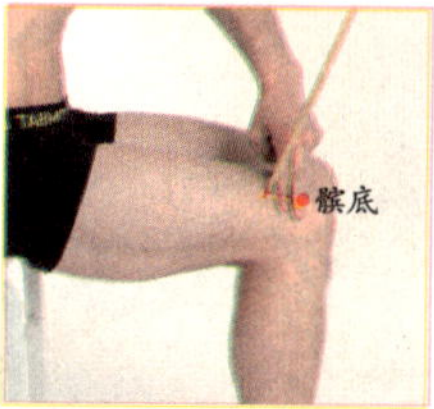

屈膝，在大腿前面，髂前上棘与髌底外侧端连线上，髌底上约2横指处，按压有酸胀感。

承山

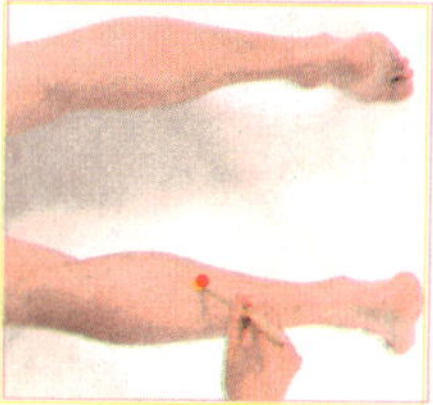

俯卧位，下肢伸直或足跟上提，其腓肠肌部出现“人”字纹，在其下可触及一凹陷处，按压有酸胀感。

对症按摩

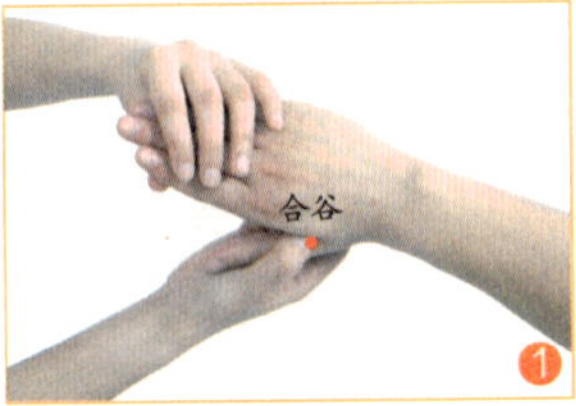

❶ 按摩者弯曲拇指，用拇指指端点揉被按摩者的合谷，每次2分钟，至被按摩者感到酸胀为宜。

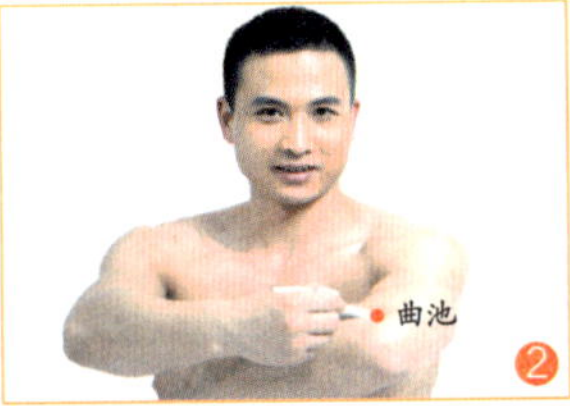

❷ 用按摩工具点揉曲池、合谷，每穴每次2分钟，至有酸麻感为佳。

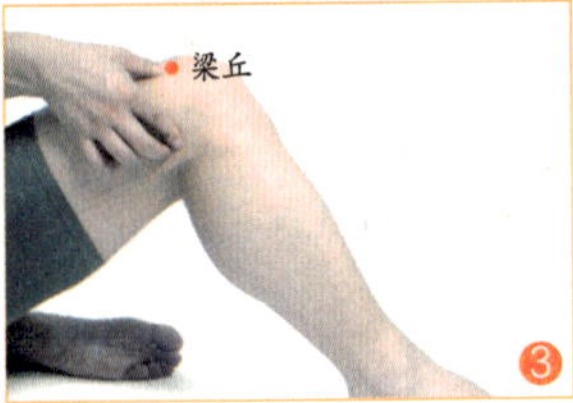

❸ 用拇指点揉膝关节上方的梁丘，两腿交替进行，每次3分钟。

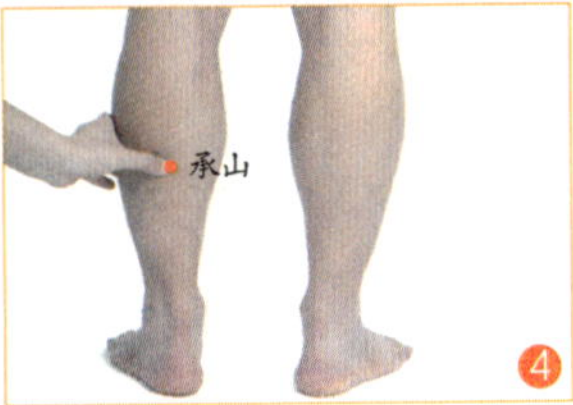

❹ 被按摩者站立，按摩者用拇指指腹点揉被按摩者的承山，每次2～3分钟，同时可配合膝关节、踝关节的屈伸运动。

准确定位

气海

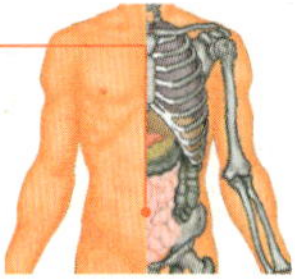

在下腹部，前正中线上，脐中下1.5寸。

足三里

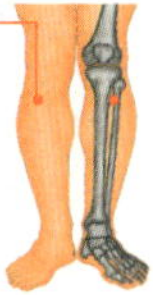

在小腿外侧，犊鼻下3寸，犊鼻与解溪连线上。

照海

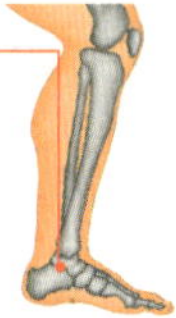

在足内侧，内踝尖下1寸，内踝下缘边际凹陷中。

承山

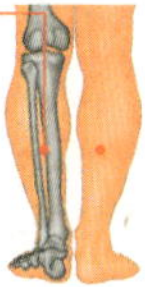

在小腿后面正中，当伸直小腿时，腓肠肌肌腹下出现的尖角凹陷处。

痔疮

痔疮分为内痔、外痔和混合痔。此病多见于坐立过久、经常便秘或妊娠者，以出血、脱垂、肿胀、疼痛为主要症状。患者平时除注意饮食、规律起居外，不妨进行简单的穴位按摩，可以有效减轻痔疮带来的痛苦。

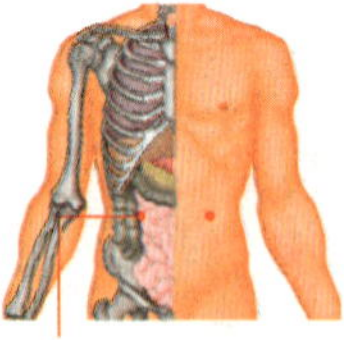

天枢

在腹部，横平脐中，前正中线旁开2寸。

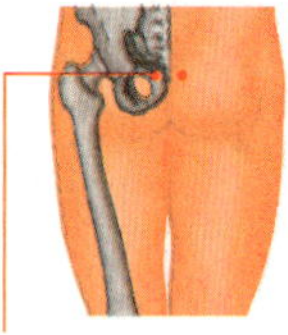

白环俞

在骶部，横平第4骶后孔，骶正中嵴旁开1.5寸。

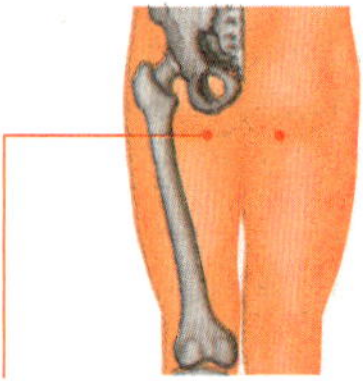

承扶

在大腿后侧，臀横纹中点处。

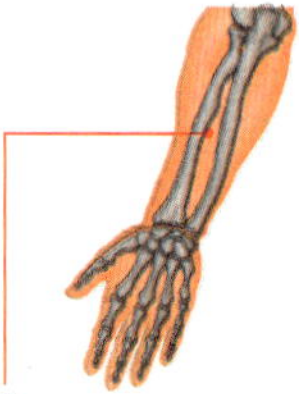

支沟

在前臂背侧，阳池与肘尖的连线上，腕背侧远端横纹上3寸，尺骨与桡骨之间。

快速取穴

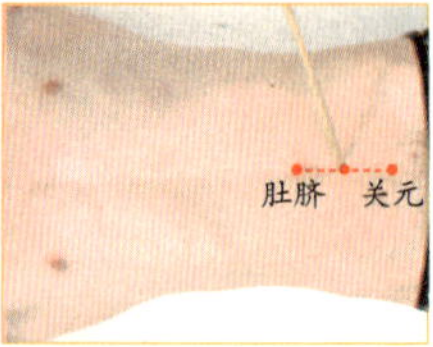

气海

仰卧位，先取关元，在关元与肚脐连线的中点处，按压有明显的酸胀感。

足三里

坐位屈膝，取犊鼻，自犊鼻向下量4横指（3寸）处，按压有酸胀感。

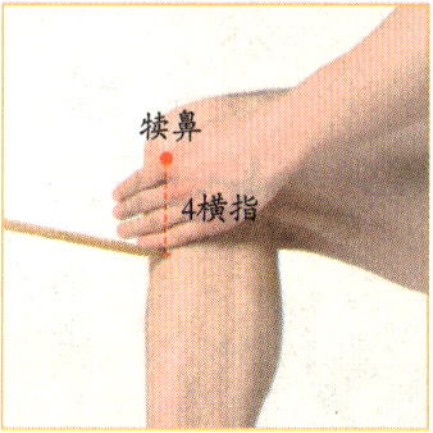

照海

坐位，在足内侧由内踝尖垂直向下推，至其下缘凹陷处，按压有酸胀感。

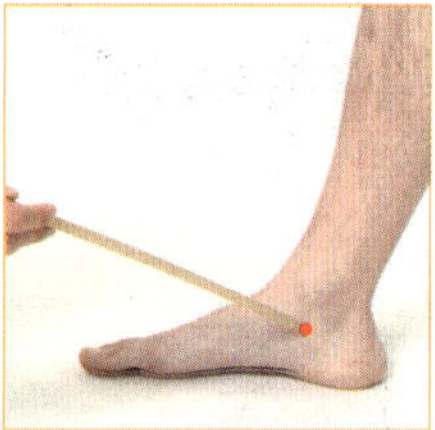

承山

俯卧位，下肢伸直或足跟上提，其腓肠肌部出现“人”字纹，在其下可触及一凹陷处，按压有酸胀感。

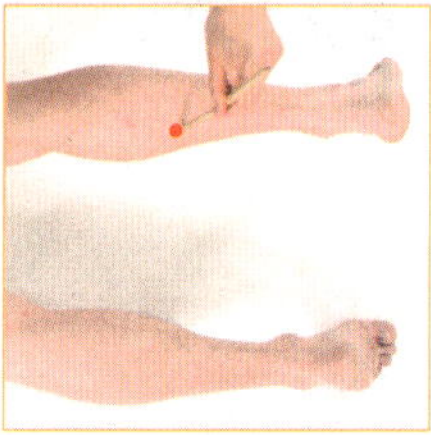

天枢

坐位或仰卧位，在腹部，横平脐中，前正中线旁开2寸，按之有酸胀感。

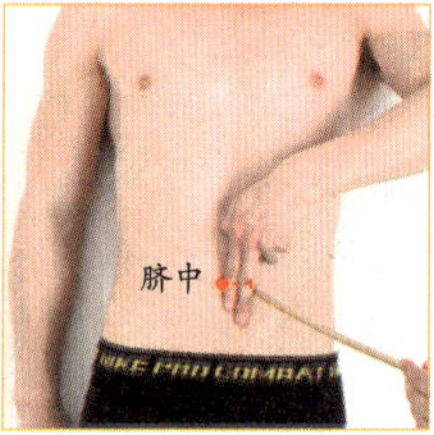

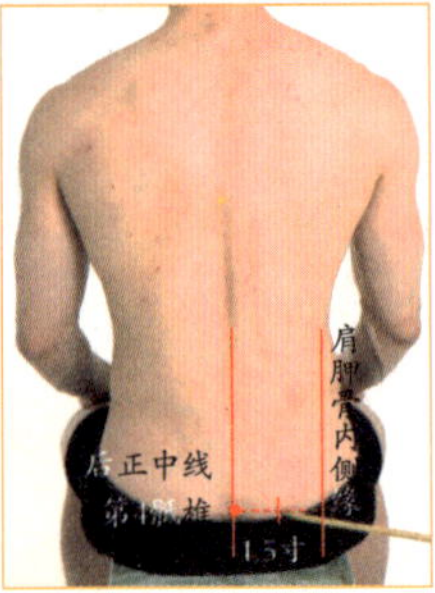

白环俞

坐位，从骨盆后侧髂嵴最高点向内下方骶角两侧循摸可触及一高骨突起（髂后上棘），与之平行的髂骨正中突起处即第2骶椎棘突，向下数到第4骶椎棘突，旁开1.5寸处。

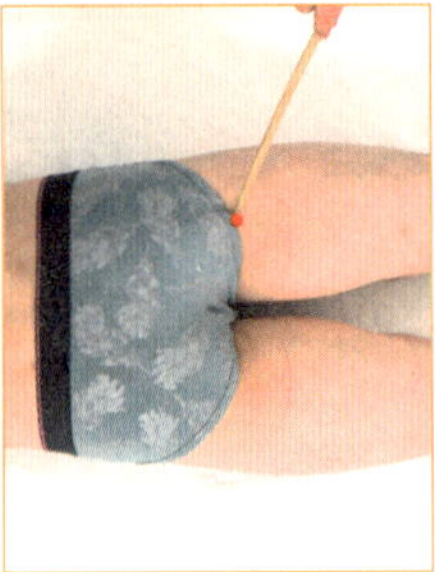

承扶

俯卧位，臀横纹下，大腿与臀部交界处，即臀沟中点处，按压有酸胀感。

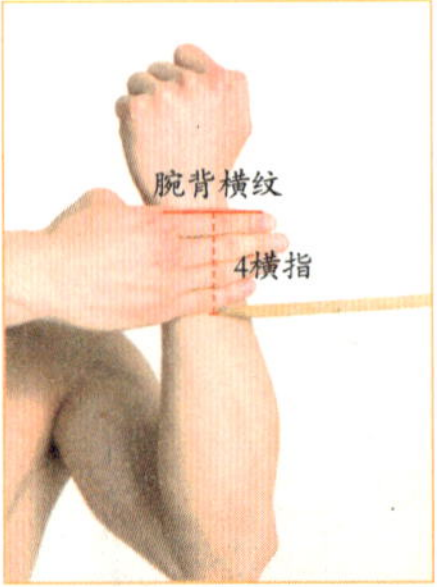

支沟

抬臂，从腕背横纹中点直上量4横指（即3寸）处，在前臂尺骨与桡骨间隙中点，与间使相对，用力按压有酸胀感。

对症按摩

❶ 取仰卧位，用拇指指腹点按、揉捏天枢、气海，每穴每次2分钟左右，以产生酸胀感为宜。

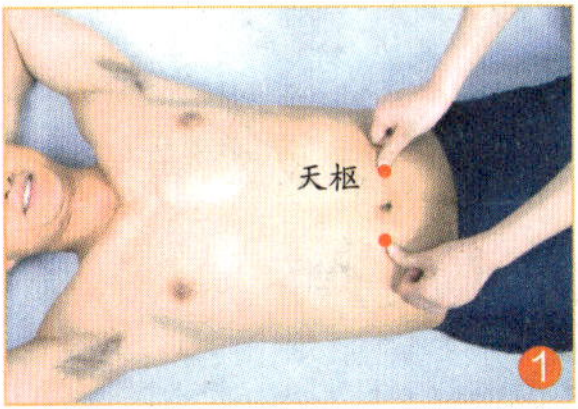

❷ 仰卧屈膝，放松腹部，用掌根沿顺时针方向摩擦肚脐及周围，尤其是下腹部，反复30圈，直至感觉温热为宜。

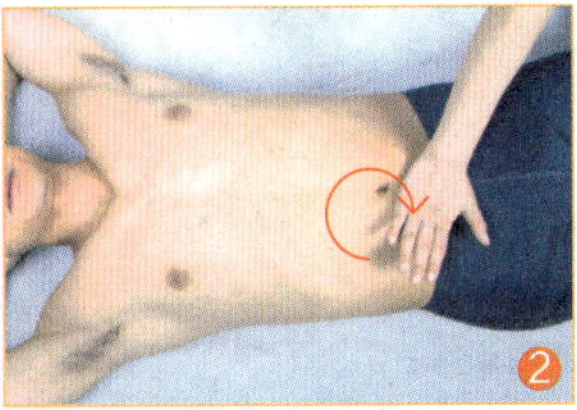

❸ 俯卧，用拇指指腹按压白环俞，用力要稍重，每次2分钟。按压后，要提肛收缩。

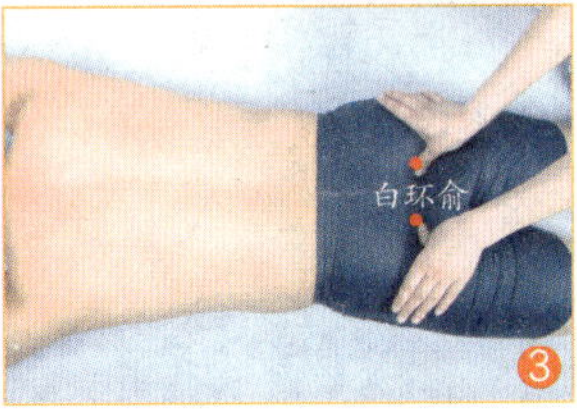

❹ 用拇指指腹按揉支沟、照海、承扶、足三里、承山，按揉时力度要适中，每穴每次按摩1分钟，以产生酸胀感为宜。

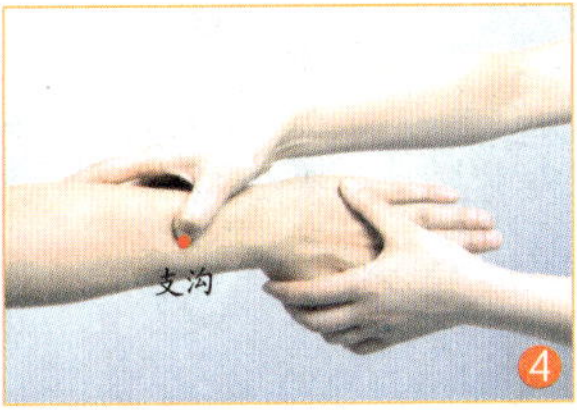

面神经麻痹

面神经麻痹是指面神经功能障碍，使面部表情肌瘫痪，表现为口眼歪斜，不能露齿、鼓腮、吹口哨、皱眉。该病可发生于任何年龄人群，患者初起时有耳后、耳下及面部疼痛。中医按摩可减轻此病症状。

准确定位

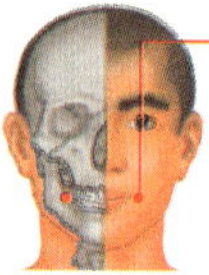

地仓

在面部，口角外侧，上直对瞳孔。

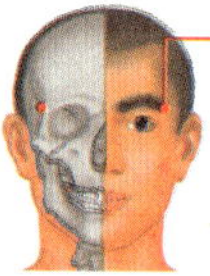

丝竹空

在面部，眉梢凹陷中。

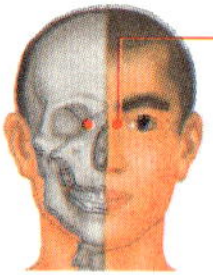

睛明

在面部，目内眦角稍上方的凹陷中。

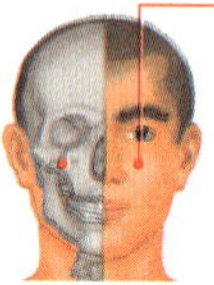

四白

在面部，瞳孔直下，平鼻翼下缘处，眶下孔处。

地仓

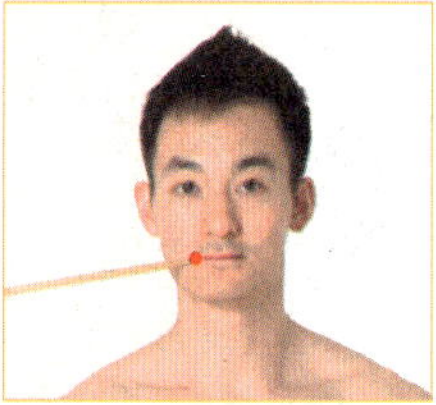

正坐，目正视，口角旁约0.4寸，沿瞳孔直下垂直线向下轻推，至与口角水平线交点处，按压有酸胀感。

丝竹空

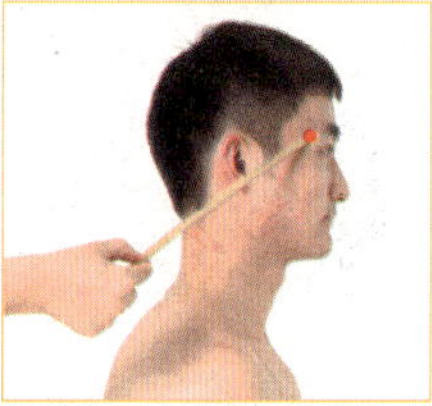

取侧坐位，在面部，眉梢凹陷中，按压有酸胀感处即是。

睛明

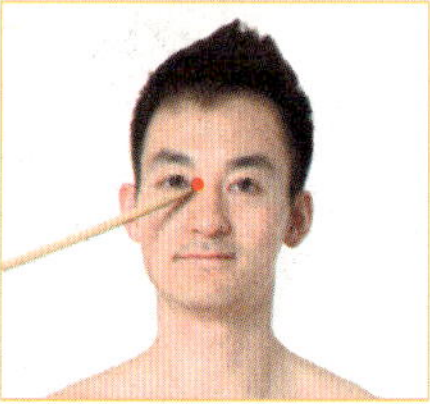

正坐位，目视前方，内侧眼角稍上方的凹陷处即是，按压有酸胀感。

四白

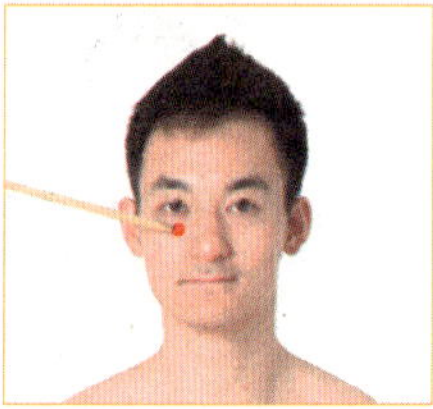

正坐位，直视前方，瞳孔直下，在眶下孔凹陷处，按之有酸胀感。

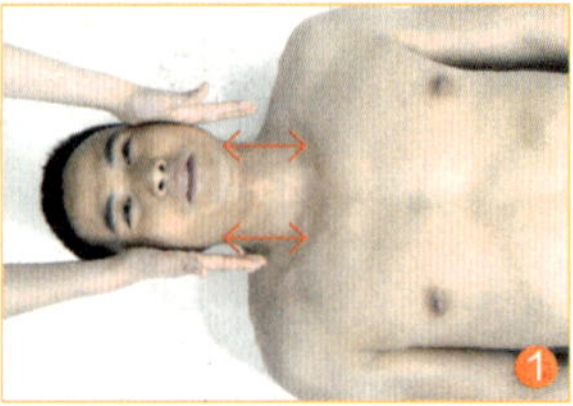

❶ 按摩者用手掌小鱼际快速上下搓擦被按摩者的面颊，搓擦时力度要适中，以面颊温热红润为宜。

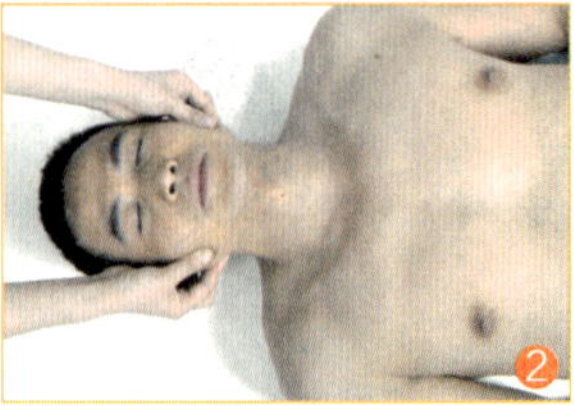

❷ 按摩者用拇指、食指向前方捏拿被按摩者的咬肌，捏拿力度要适中，反复2次为宜。

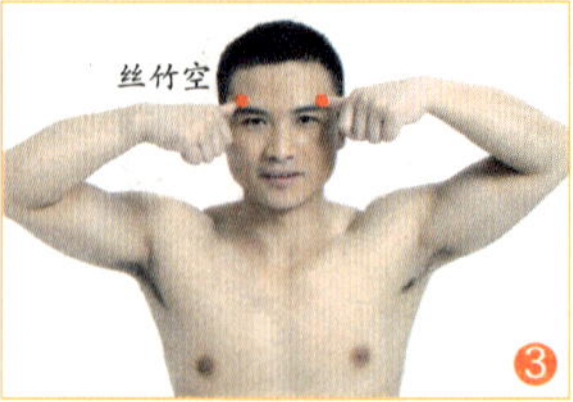

❸ 取坐位或仰卧位，用拇指指腹按揉丝竹空、地仓、睛明、四白，每穴每次2分钟。

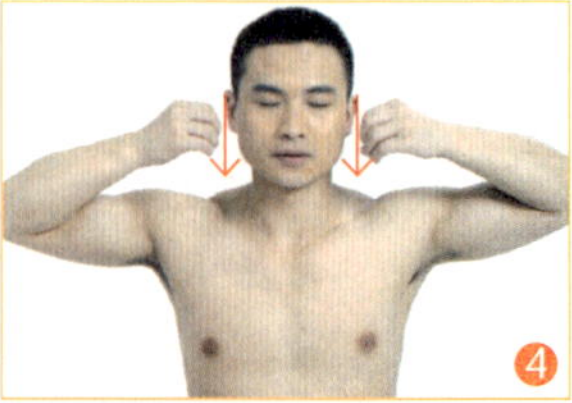

❹ 拇指固定，食指、中指、无名指猛力弹出，以指端自上而下依次弹击面颊，注意弹击时力度要适中。

肋间神经痛

肋间神经痛是指肋间神经受到不同原因所产生的压迫、刺激，而出现胸部肋间或腹部呈带状疼痛的一种综合征，疼痛时可沿相应的肋间隙向前放射至侧胸部。穴位按摩可减轻疼痛，使病情得到缓解。

准确定位

大椎

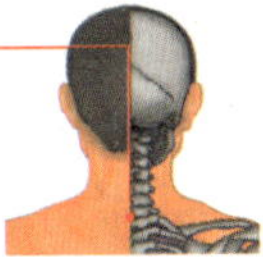

在后正中线上，第7颈椎棘突下凹陷中。

内关

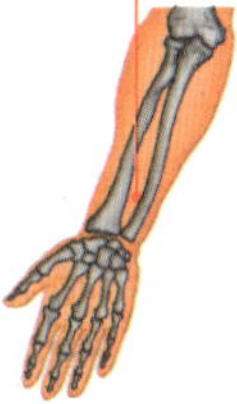

在前臂掌侧，曲泽与大陵的连线上，腕掌侧远端横纹上2寸，掌长肌腱与桡侧腕屈肌腱之间。

外关

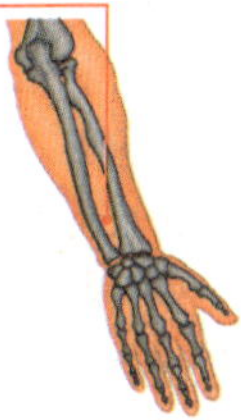

在前臂背侧，阳池与肘尖的连线上，腕背侧远端横纹上2寸，尺骨与桡骨之间。

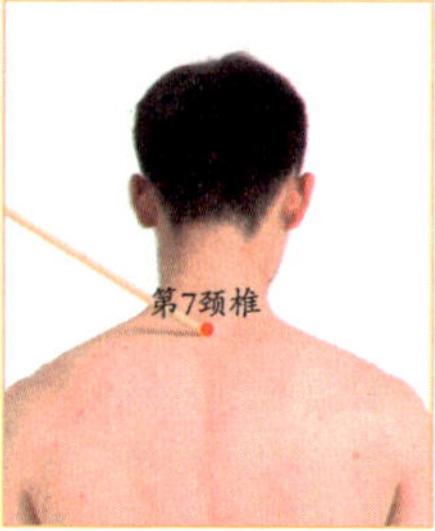

大椎

取坐位，在颈背交界处椎骨的最高点即为第7颈椎，它的下缘凹陷处即为本穴，按压有酸胀感。

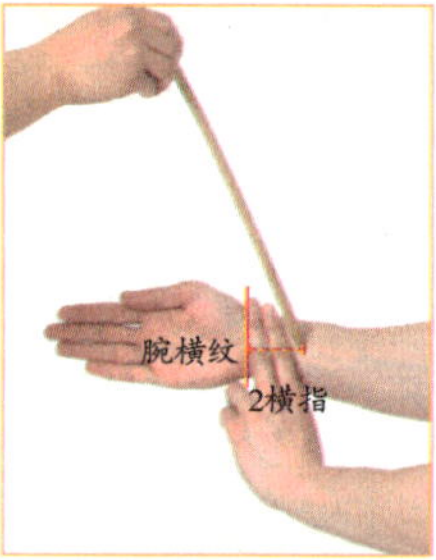

内关

伸肘仰掌，微屈腕，从腕横纹上量约2横指处，在掌长肌腱与桡侧腕屈肌腱之间的凹陷中，按压有酸胀感。

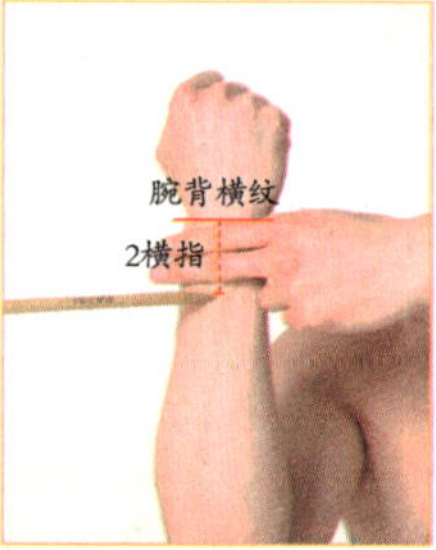

外关

抬上臂，从腕背横纹中点直上量约2横指处，在前臂尺骨与桡骨间隙中点，与内关相对。

对症按摩

❶ 将右手除拇指外其余四指并拢，紧贴在大椎上，推擦时力度要适中，反复推擦1分钟，至感觉发热为宜。

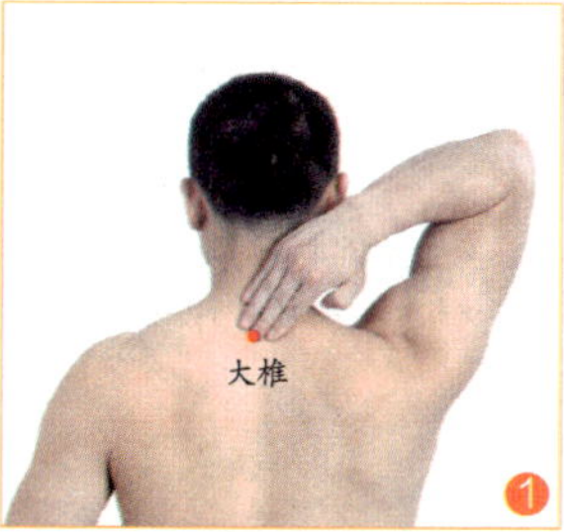

❷ 手指张开呈爪形，将指尖放于对侧胸骨旁肋间处，从胸前正中线沿肋间向旁侧分推1分钟，分推时力度要适中，至感觉温热为宜。

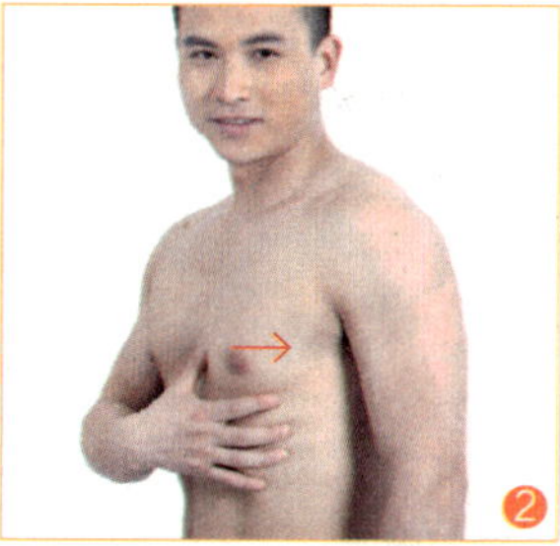

❸ 将中指和拇指指腹放在对侧的外关穴和内关穴上，两指对合按压1分钟，也可用核桃按压，双侧交替进行。

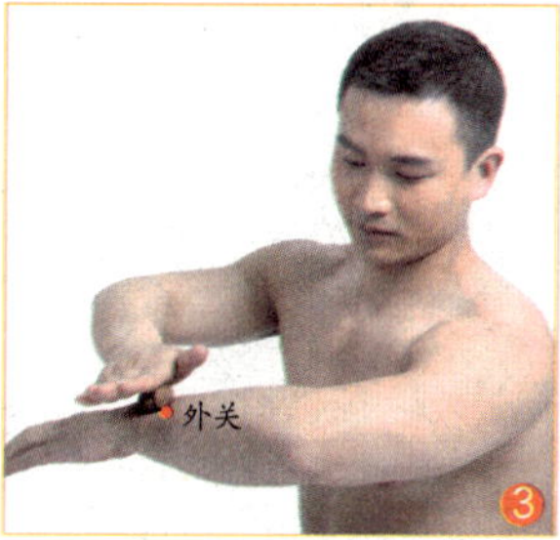

坐骨神经痛

坐骨神经痛是由于坐骨神经周围组织的压迫或其本身的病变引起的沿坐骨神经通路发生的疼痛症候群。主要症状为坐骨神经分布的臀部、下肢后侧及外侧、足背外侧出现放射性疼痛，多见于单侧病变，打喷嚏或大便时疼痛感会加重。按摩疗法可有效缓解坐骨神经痛。

准确定位

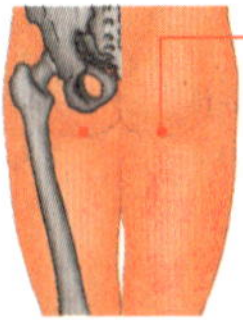

承扶

在大腿后侧，臀横纹中点处。

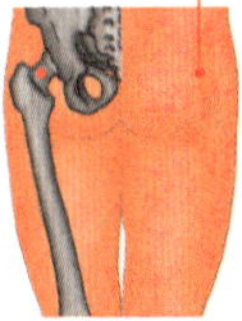

环跳

在股外侧部，侧卧屈股，在股骨大转子最凸点与骶管裂孔连线的外1/3与中1/3交点处。

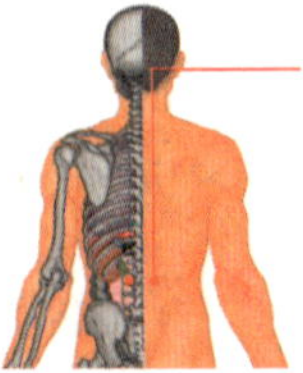

肾俞

在脊柱区，第2腰椎棘突下，后正中线旁开1.5寸。

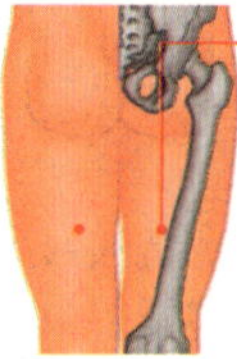

殷门

在股后区，臀沟下6寸，股二头肌与半腱肌之间。

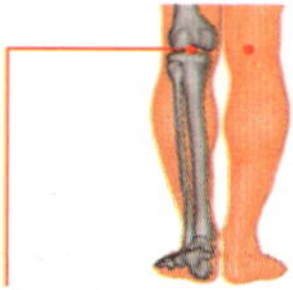

委中

在膝部，腘横纹中点，股二头肌腱与半腱肌肌腱的中间。

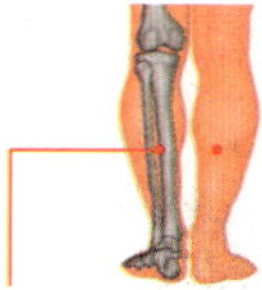

承山

在小腿后面正中，委中与昆仑之间，当伸直小腿时，腓肠肌肌腹下出现的尖角凹陷处。

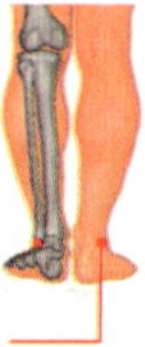

昆仑

在踝区，外踝尖与跟腱之间的凹陷中。

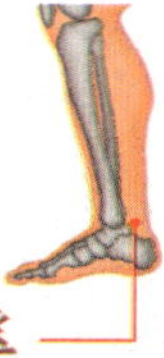

太溪

在踝区，内踝尖与跟腱之间的凹陷中。

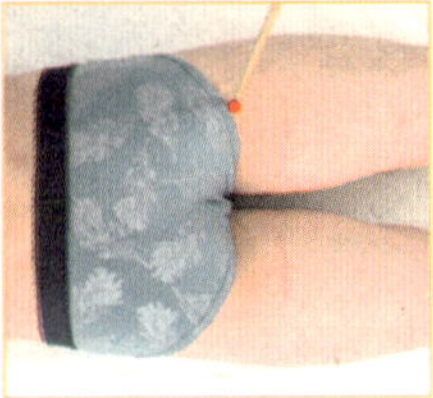

承扶

俯卧位，臀横纹下，大腿与臀部交界处，即臀沟中点处，按压有酸胀感。

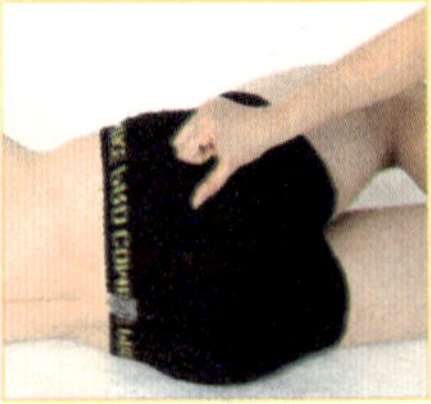

环跳

取侧卧位，伸直下腿，屈上腿，以拇指关节横纹按在股骨大转子上，拇指指向脊柱，拇指尖处即是。

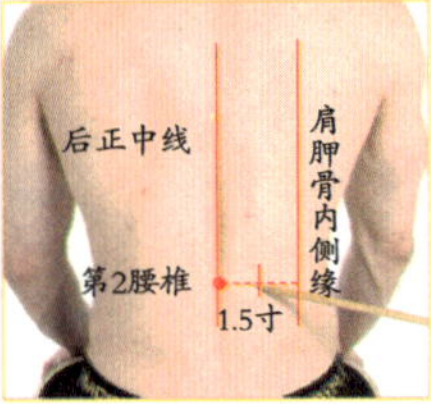

肾俞

两髂前上棘最高点连线与脊柱相交的第4腰椎向上数到第2腰椎，向肩胛骨内侧缘引垂线，垂线中点处即是。

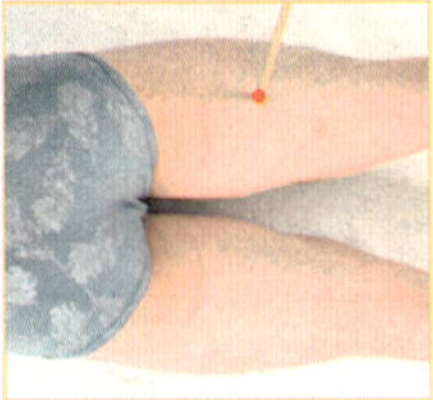

殷门

俯卧位，在大腿后面，承扶与委中连线的中点处，再向上量1横指（即1寸）处，按压有酸胀感。

委中

俯卧，稍屈膝，在大腿后面，可显露明显的股二头肌肌腱和半腱肌肌腱，在其中间，按压有动脉搏动处。

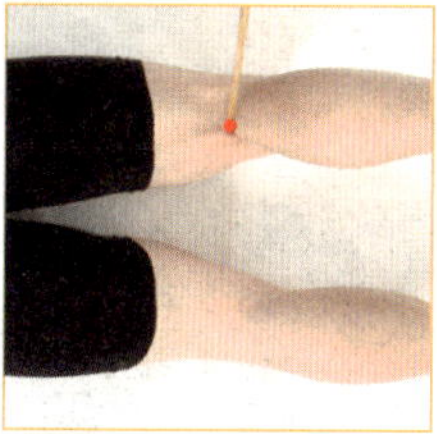

承山

俯卧位，下肢伸直或足跟上提，其腓肠肌部出现“人”字纹，在其下可触及一凹陷处，按压有酸胀感。

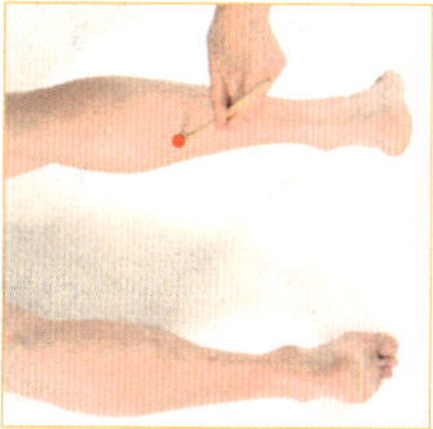

昆仑

侧坐，在踝区，外踝尖与足踝后的大筋（跟腱）之间的凹陷中，按压有酸胀感，即为本穴。

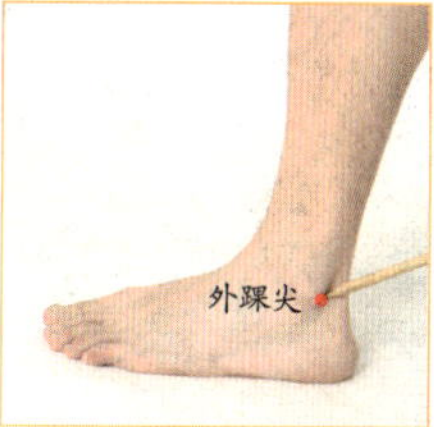

太溪

坐位或仰卧位，由足内踝尖向后推至与跟腱之间的凹陷处，相当于内踝尖与跟腱之间的中点，按压有酸胀感。

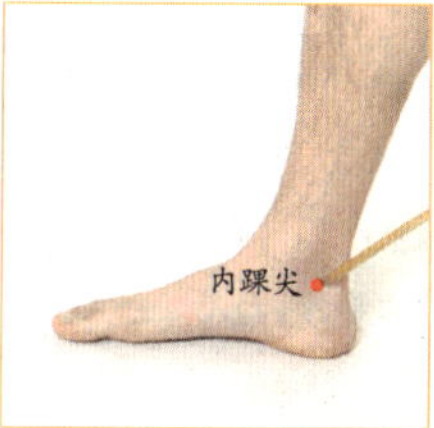

对症按摩

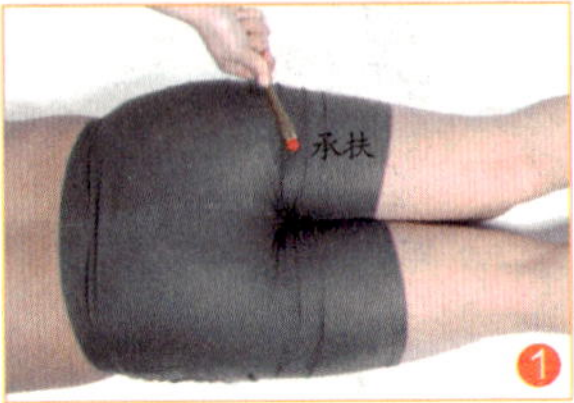

1 掌心朝下按揉肾俞、环跳、承扶、委中、殷门、承山各2分钟，也可用圆头按摩工具按摩。

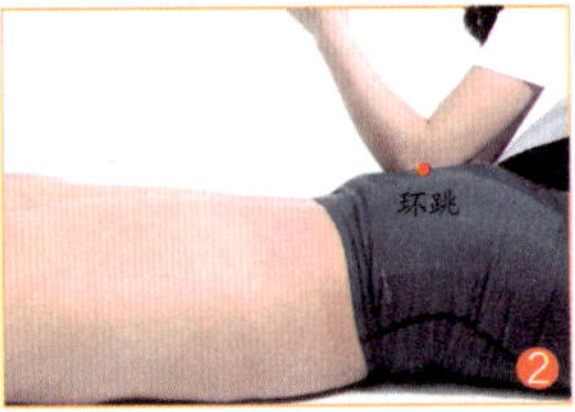

2 按摩者手臂弯曲，用肘尖点按被按摩者的环跳，每次1分钟，也可用圆珠笔点按环跳。

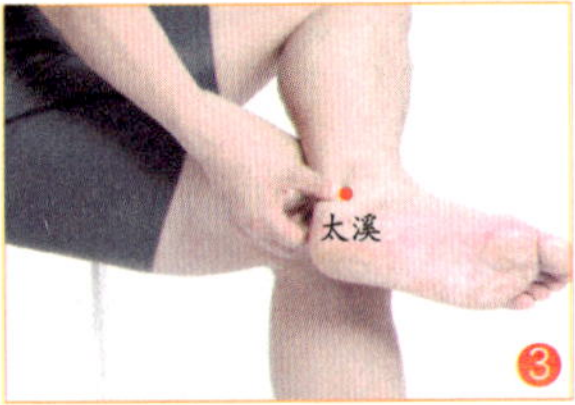

3 拇指和食指相对捏拿太溪、昆仑，每穴每次2分钟，以局部有酸胀感为佳。

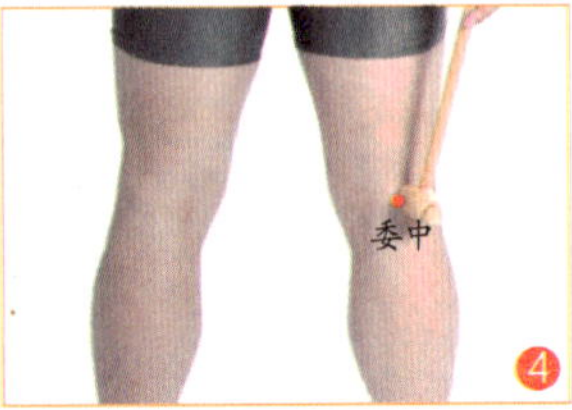

4 患侧手握按摩槌，叩击腰部及大腿后侧，从肾俞经环跳至委中，反复操作5次，逐渐用力，以局部有酸胀、放射感为宜。

第四章

按摩有窍门，轻松赶走五官科、皮肤科常见病

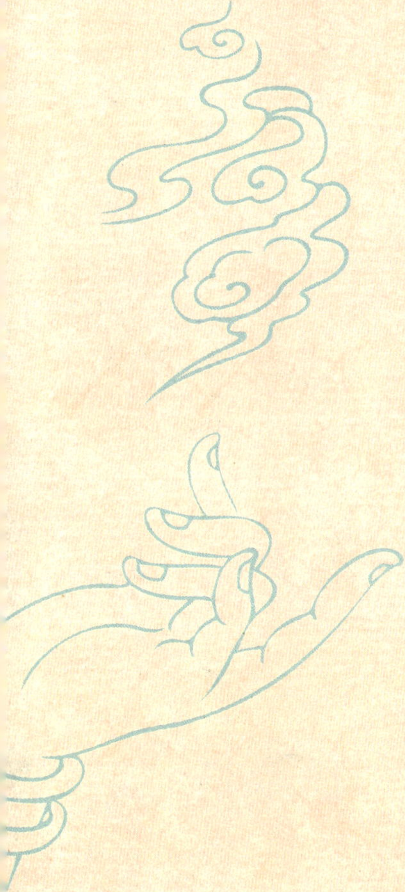

近 视

近视多是由于用眼不当，如用眼过度、看书时光线太暗、姿势不正确等。主要症状为看远处物体模糊不清，看近处物体清楚。近视也会出现眼睛发胀、久视易疲劳、头痛等症状，按摩可以缓解视觉疲劳，防治儿童、青少年近视。

准确定位

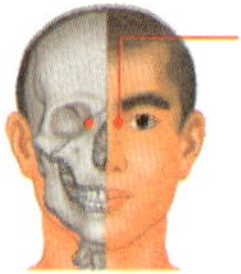

睛 明

在面部，目内眦角稍上方的凹陷中。

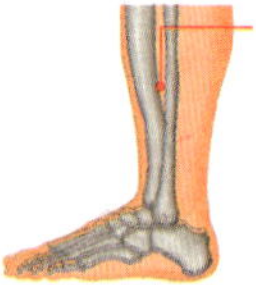

光 明

在小腿外侧，于外踝尖上5寸，腓骨前缘。

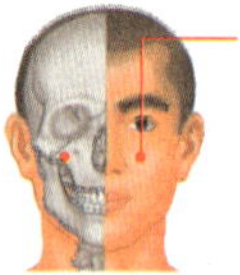

四 白

在面部，瞳孔直下，平鼻翼下缘处，眶下孔处。

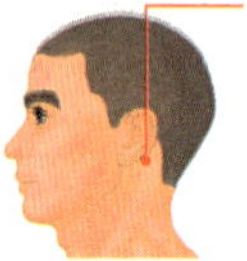

翳 明

在颈部，翳风穴后1寸。

睛明

正坐位，目视前方，内侧眼角稍上方的凹陷处，按压有酸胀感。

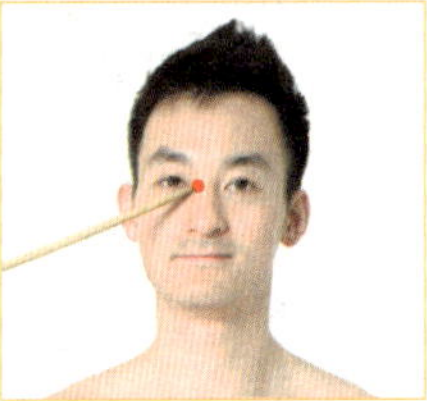

光明

在膝中（横平腘横纹）与外踝尖连线的中点，再向下量4横指（3寸）处，腓骨前缘处，按压有酸胀感。

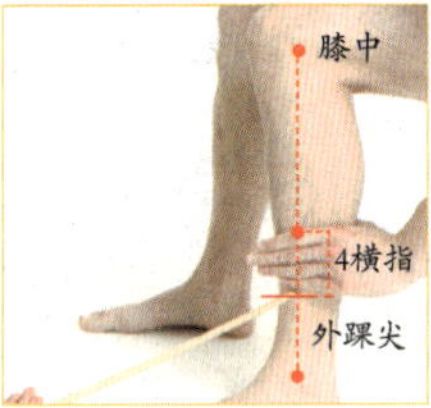

四白

正坐位，直视前方，瞳孔直下，在眶下孔凹陷处，按之有酸胀感。

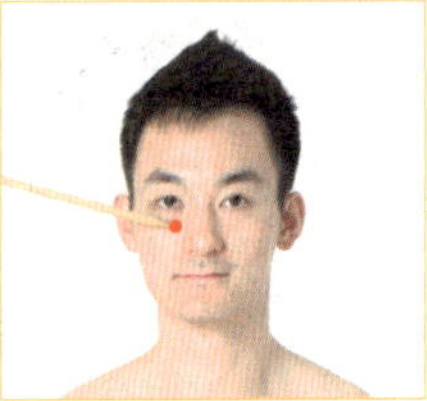

翳明

头略向前倾，将耳向后按，从正对耳垂边缘有凹陷处，再向后量1横指处。

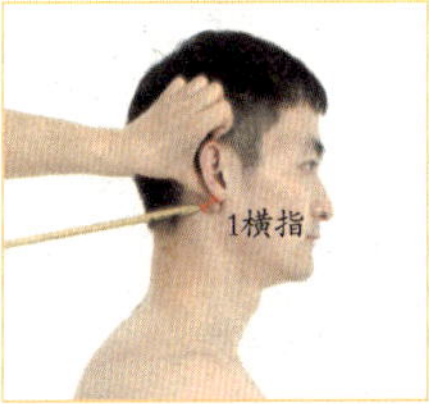

对症按摩

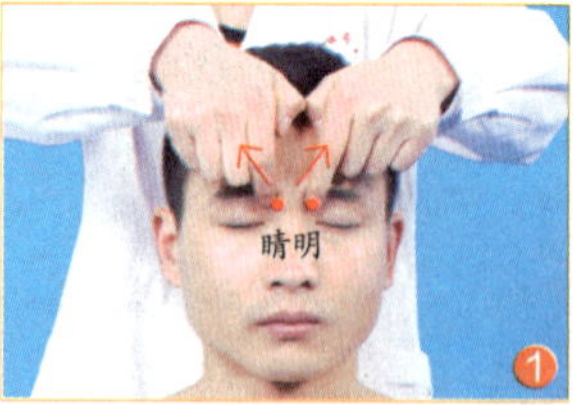

❶ 按摩者用双手食指端斜向上勾点被按摩者的睛明，轻重交替，每次3～5分钟，以感觉温热为宜。

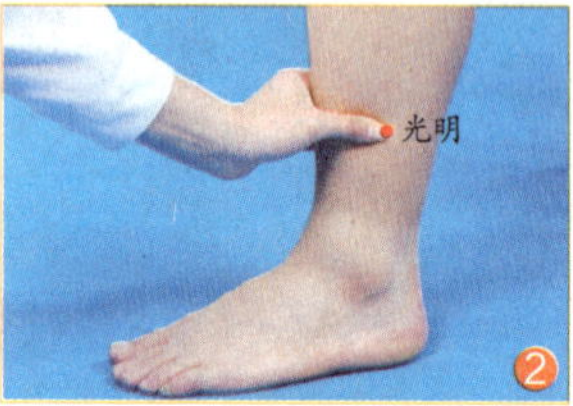

❷ 按摩者用拇指点按被按摩者的光明2～3分钟。

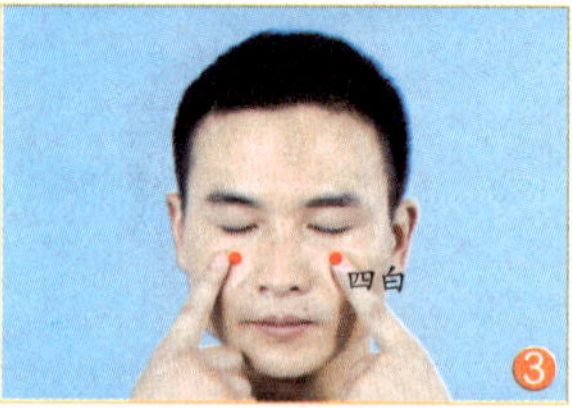

❸ 用双手食指指腹点按四白，其余四指屈曲，力度以酸胀为宜，每次点按2～3分钟。

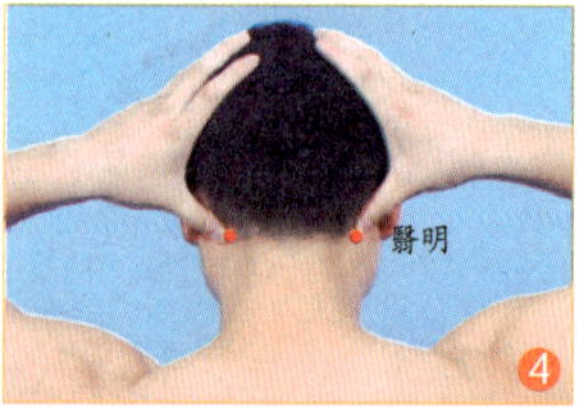

❹ 双手拇指分别点按耳后翳明，配以揉法，轻重交替，每次3分钟，注意力度，以局部有明显酸胀感为度。

准确定位

听宫

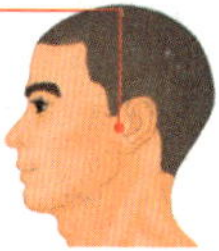

在面部，耳屏前，下颌骨髁状突的后方，张口有凹陷处。

头窍阴

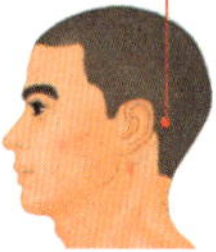

在头部，耳后乳突的后上方，从天冲至完骨的弧形连线（其弧度与耳郭弧度相应）的中1/3与下1/3交点处。

劳宫

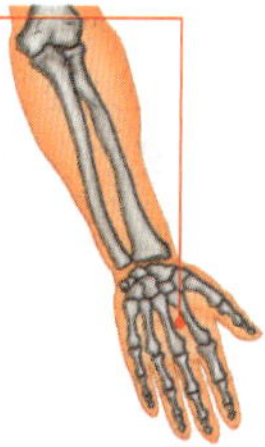

在掌区，平第3掌指关节近端，第2、3掌骨之间偏于第3掌骨。

耳鸣

中医学认为，耳鸣多由暴怒、惊恐、肝胆风火上炎使少阳经气闭阻所致，也可因外感风邪、阻遏清窍，或肾气虚弱、精气不能上达于耳而致，有时还会发生耳内作痛。耳鸣使人心烦意乱、坐卧不安，穴位按摩不失为一种有效的治疗方法。

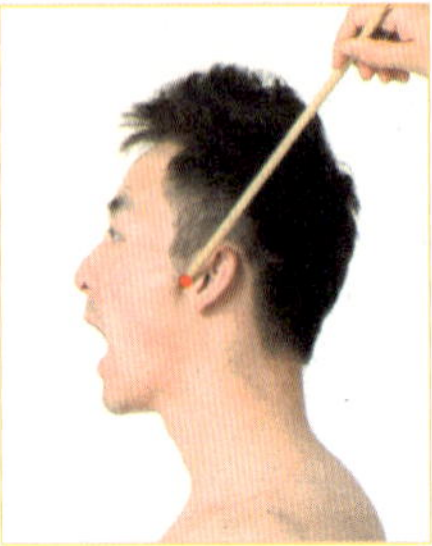

听 宫

在面部耳屏前，张口有凹陷处，按之有酸胀感。

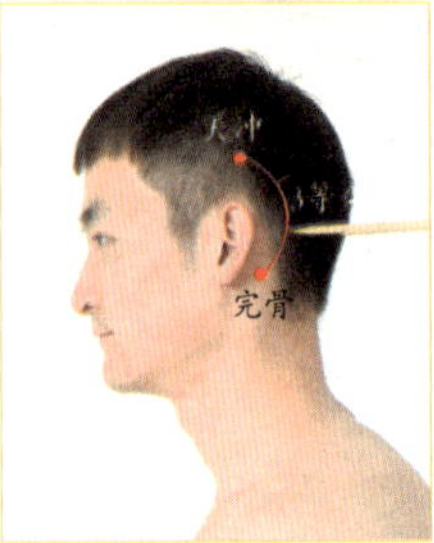

头窍阴

侧坐位或侧卧位，先取天冲、完骨，于两穴之间与耳郭平行之弧形连线的下、中1/3折点处，按压时有酸胀感。

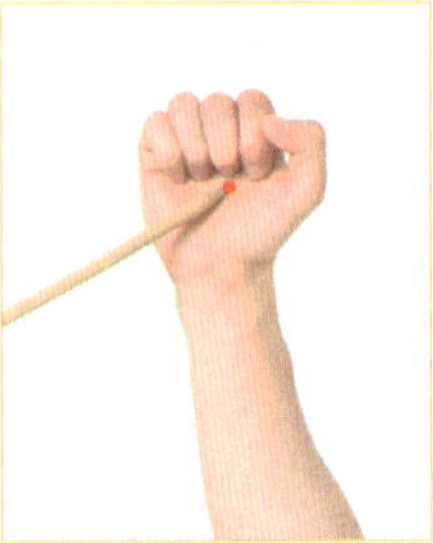

劳 宫

可取任意体位，屈指握拳，在第2、3掌骨之间偏于第3掌骨，以中指、无名指之间切于掌心横纹，中指尖处即是。

对症按摩

1 按摩者以双手推被按摩者的听宫20次。

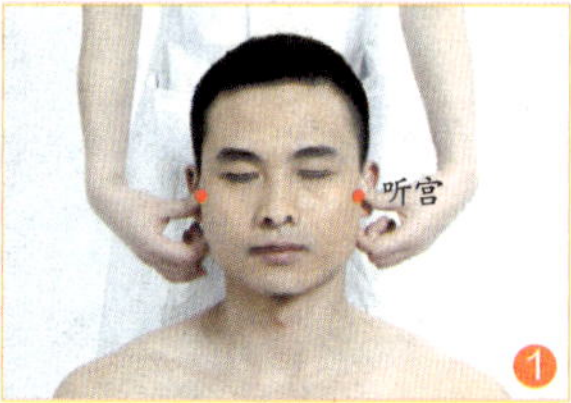

2 伸出拇指，其余四指屈曲，按压位于头部两侧的头窍阴2～3分钟。

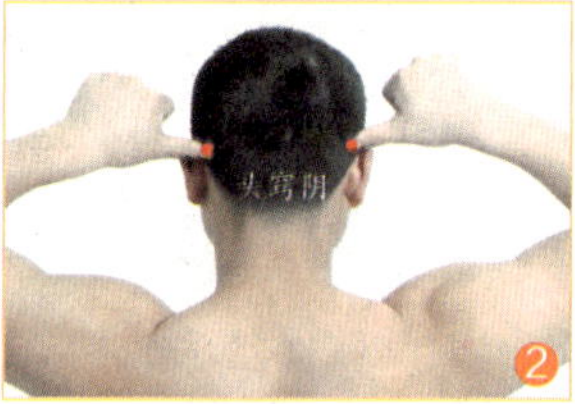

3 用双手的小鱼际快速地在耳屏前做先后擦法，手法轻柔，以透热为度。

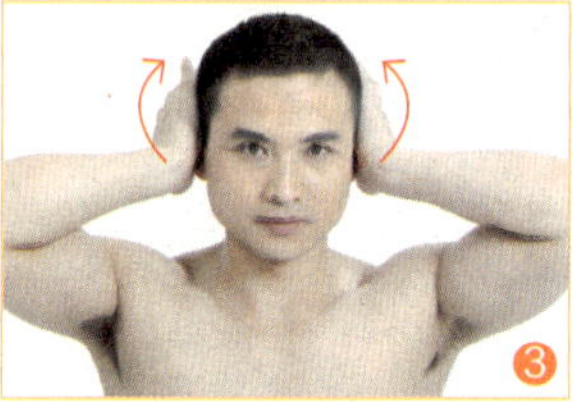

4 用拇指指腹按揉另一手的劳宫，用力稍重，每次1分钟，至感觉酸胀为宜。

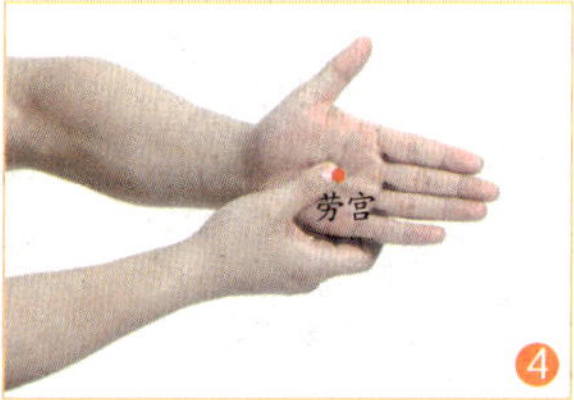

慢性鼻炎

慢性鼻炎是鼻黏膜及黏膜下层的慢性炎症，主要症状为鼻塞、鼻涕较多，常伴有声音重浊、张口呼吸、嗅觉欠佳等症状。按摩法治疗慢性鼻炎不仅简单有效，还无任何不良反应。

准确定位

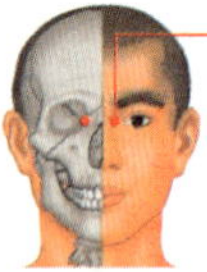

睛明

在面部，目内眦角稍上方的凹陷中。

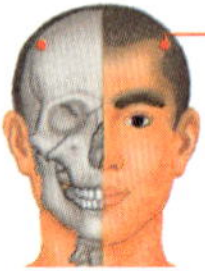

头维

在头侧部，额角发际上0.5寸，头正中线旁开4.5寸。

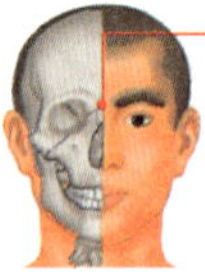

印堂

在面部，两眉毛内侧端的中间凹陷处。

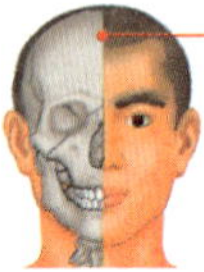

上星

在头部，前发际正中直上1寸。

睛明

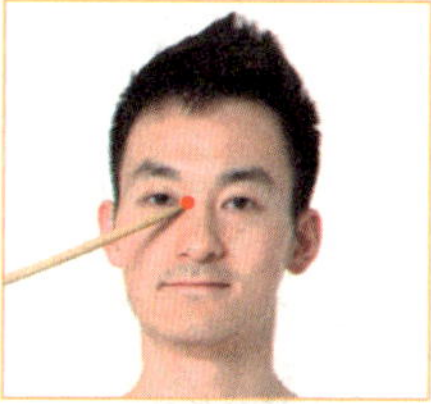

正坐位，目视前方，内侧眼角稍上方的凹陷处，按压有酸胀感。

头维

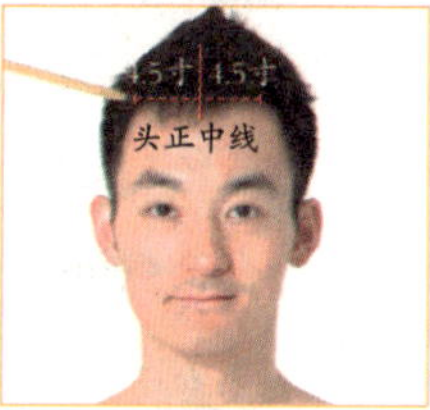

坐位，在头侧部，在额角发际上0.5寸，头正中线旁4.5寸。

印堂

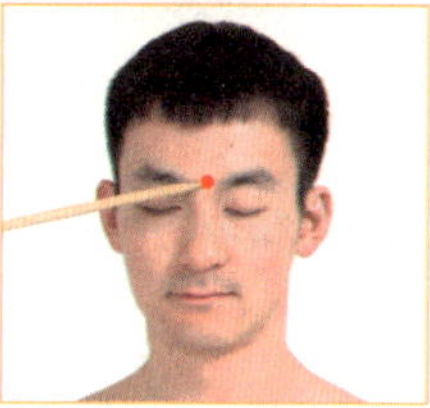

取穴时，可以采用正坐或仰靠、仰卧姿势，该穴位于面部，在两眉头连线中点凹陷处，按压有酸胀感。

上星

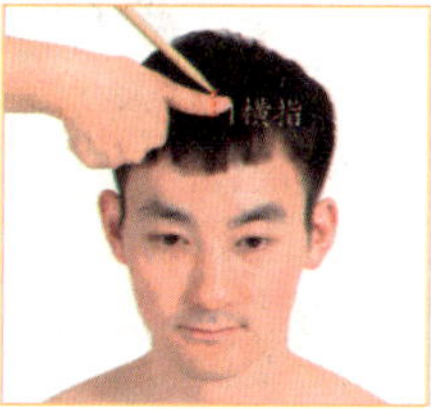

取正坐位或仰卧位，在头部，前发际正中直上1横指处，按压有酸胀感。

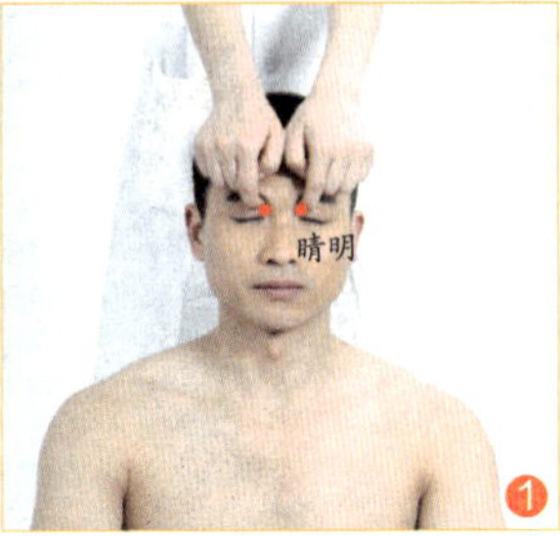

❶ 按摩者用食指指端点按被按摩者的睛明，轻重交替进行，反复操作5分钟，至被按摩者局部有酸胀感为宜。

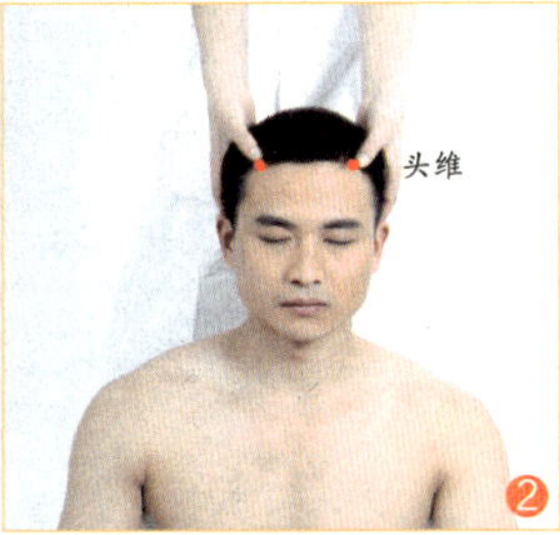

❷ 按摩者用拇指按压被按摩者的头维，每次1分钟，用力需均匀。

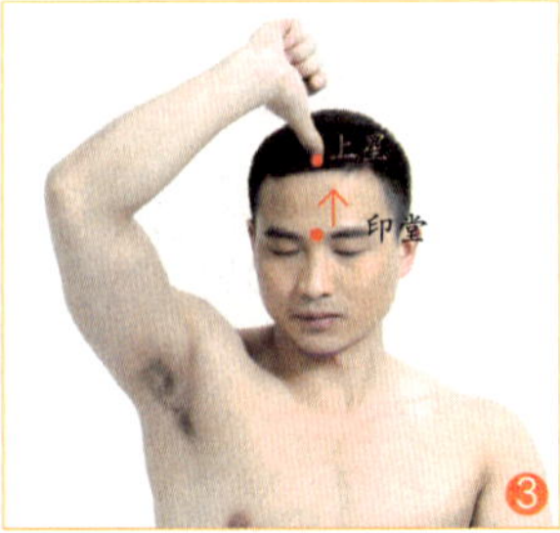

❸ 拇指自印堂向上推至上星，其余四指并拢握拳以助力，双手交替进行，反复操作5～10次。

准确定位

下关

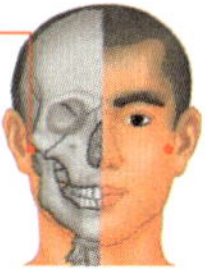

在面部耳前方，颧弓下缘与下颌切迹之间凹陷中。

劳宫

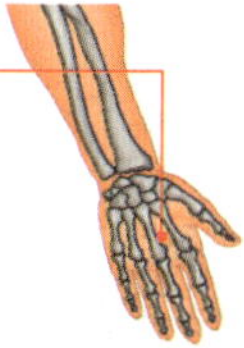

在掌区，平第3掌指关节近端，第2、3掌骨之间偏于第3掌骨。

涌泉

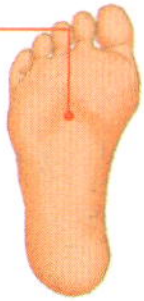

足底，屈足蜷趾时前部凹陷中。

颊车

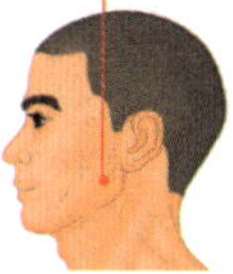

在面颊部，下颌角前上方约1横指，当咀嚼时咬肌隆起，按之有凹陷处。

口腔溃疡

口腔溃疡是口腔黏膜上的浅表性溃疡，从米粒至黄豆大。多由于缺乏B族维生素或食用辛辣刺激食物而引起。症状为口、唇、舌等部位红肿发炎或形成水疱、溃疡糜烂等，按摩可缓解疼痛。

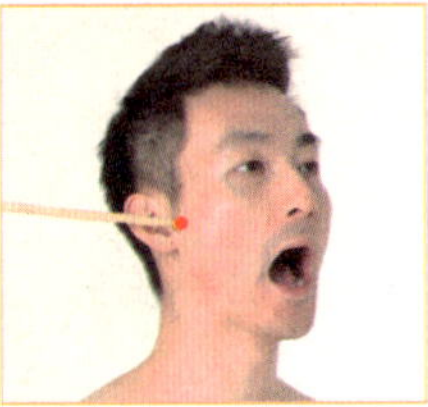

下关

侧坐，在颧弓下缘，下颌骨髁状突之前方，切迹之间凹陷中，合口有孔，张口即闭。

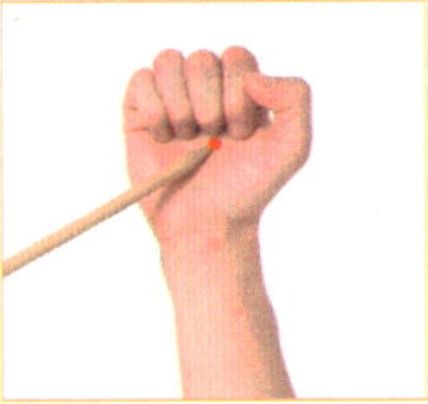

劳宫

可取任意体位，屈指紧握拳，在第2、3掌骨之间偏于第3掌骨，以中指、无名指之间切于掌心横纹，中指尖处。

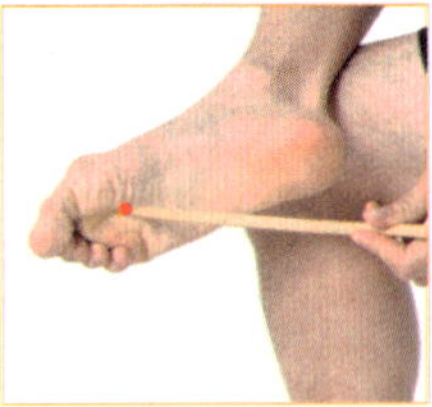

涌泉

坐位，跷足，在足底掌心正中凹陷处的前方，可见足底肌肉组成的“人”字纹，涌泉就位于其交叉处。

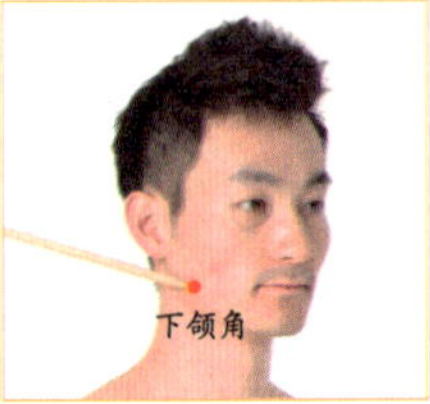

颊车

侧坐，下颌角前上方约1横指处，当咀嚼时咬肌隆起，放松时按之有酸胀感。

对症按摩

❶ 被按摩者取坐位，按摩者用双手拇指指腹按压两侧下关，注意力度要适中，每次1～2分钟。

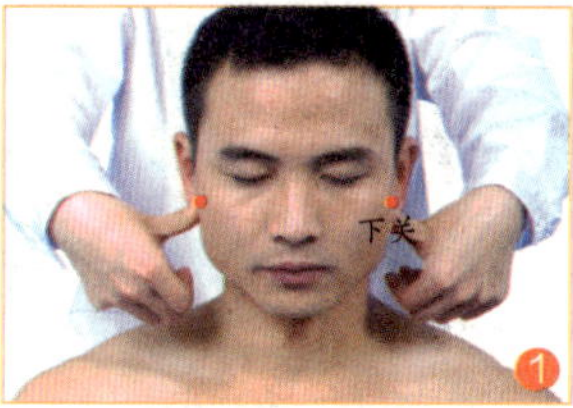

❷ 用拇指指腹按揉另一手的劳宫，用力稍重，每次1分钟，至感觉酸胀为宜。

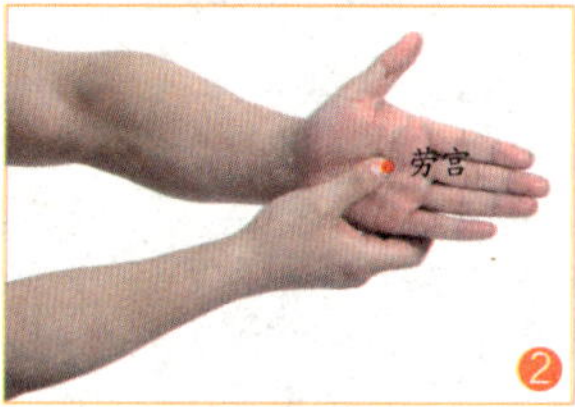

❸ 用单手食指、中指、无名指并拢摩擦涌泉，每次2分钟。

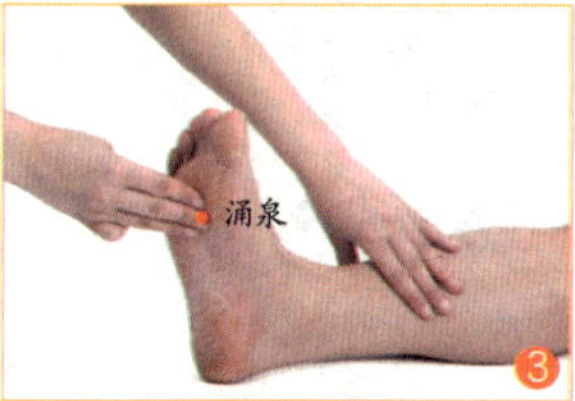

❹ 双手食指、中指并拢按揉颊车，每次按揉1～2分钟。

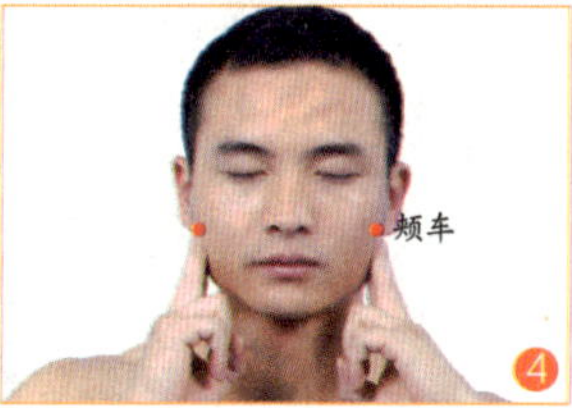

咽喉肿痛

咽喉肿痛是咽喉部常见症状，多见于急性扁桃体炎、急性咽炎、单纯性咽喉炎、扁桃体周围脓肿等。主要症状为咽喉部红肿疼痛，饮水和吞咽食物时疼痛加重。这时，配合一些穴位按摩，治疗效果会比较好。

准确定位

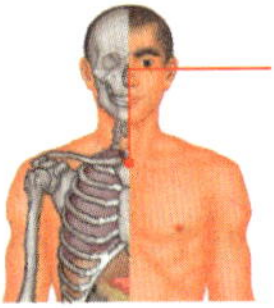

天突

在颈部，前正中线上，胸骨上窝中央。

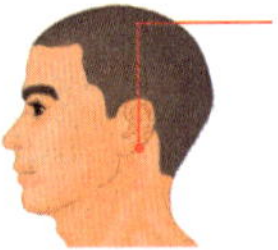

翳风

在颈部，耳垂后方，乳突下端前方凹陷中。

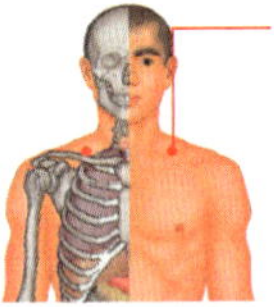

缺盆

在锁骨上窝中央，距前正中线4寸。

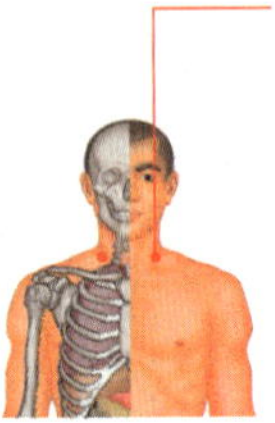

天鼎

颈外侧部，胸锁乳突肌后缘，在喉结旁，扶突与缺盆连线的中点。

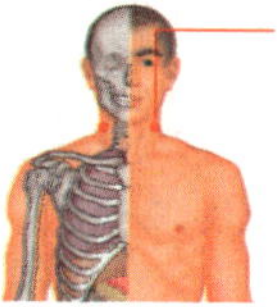

扶突

在颈外侧部，喉结旁，胸锁乳突肌的前、后缘之间。

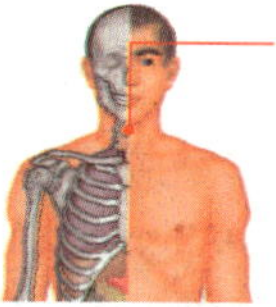

廉泉

在颈部，前正中线上，喉结上方，舌骨上缘凹陷处。

快速取穴

天突

仰卧位，在前正中线上，两锁骨中间，胸骨上窝中央。

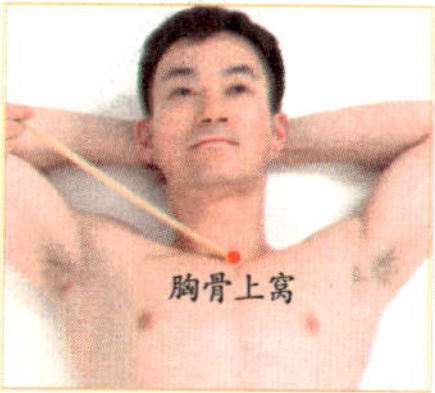

翳风

侧坐或侧伏位，张口取穴，将耳垂向后按，正对耳垂的边缘的凹陷处，按压有酸胀感。

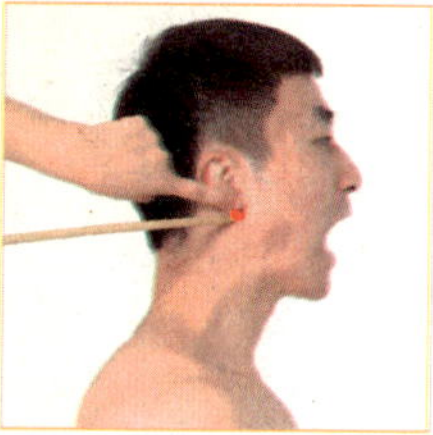

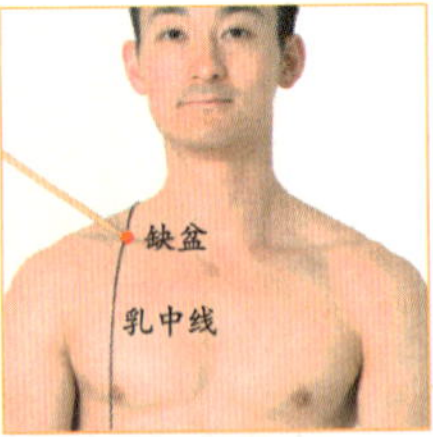

缺盆

正坐位，在乳中线上，锁骨上窝中点处。

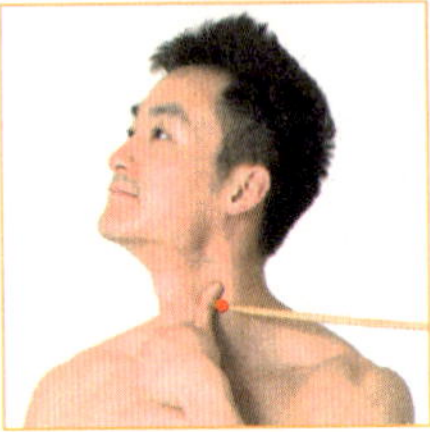

天鼎

头微侧仰，喉结旁开3寸，扶突下1寸，在胸锁乳突肌的胸骨头与锁骨头结合处即为本穴。

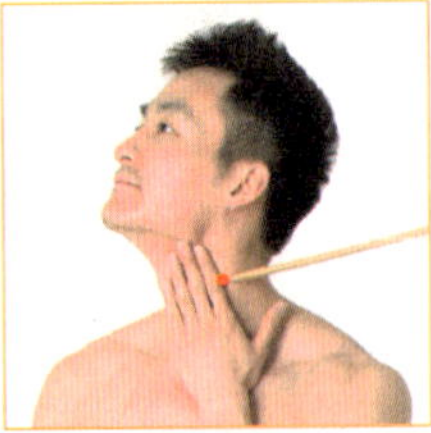

扶突

头微侧仰，先取甲状软骨与舌骨之间的廉泉穴，从廉泉向外4横指（即3寸），在胸锁乳突肌的前后缘之间即为本穴。

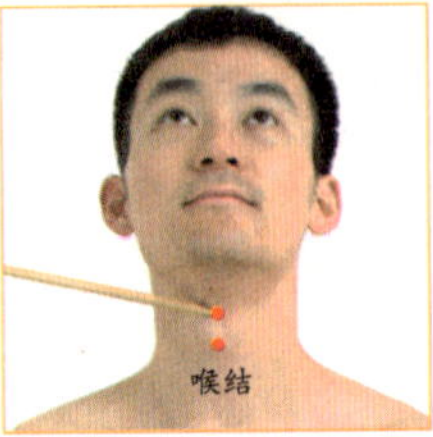

廉泉

正坐仰靠，在颈部，前正中线上，喉结上方，舌骨上缘凹陷处。

对症按摩

❶ 被按摩者取坐位，按摩者用拇指指端点按其天突穴，反复操作1～3分钟。

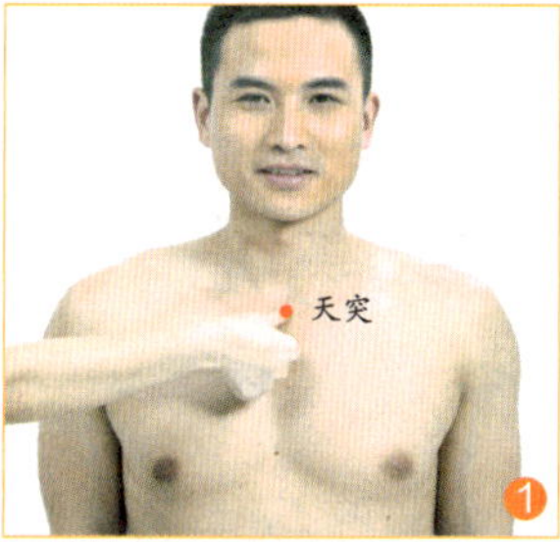

❷ 按摩者将食指、中指并拢，自被按摩者的翳风穴向内下方沿胸锁乳突肌推摩至缺盆穴，着重弹拨天鼎、扶突穴各1分钟，反复3～5次。

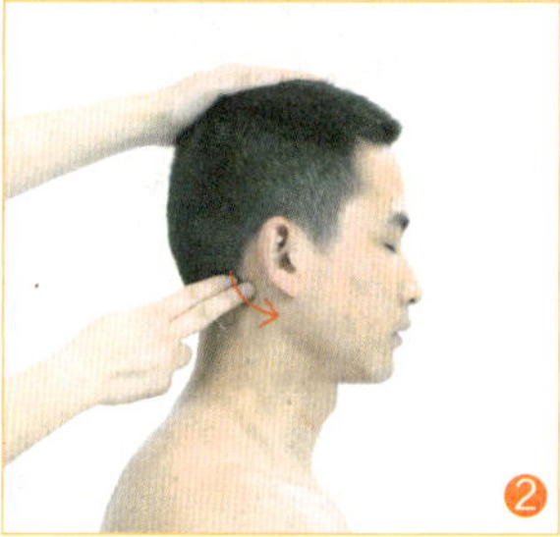

❸ 中指和食指弯曲，蘸少许温水，夹揪廉泉穴处的皮肤，把皮肤和肌肉夹起，然后用力向外滑动松开，反复操作6~7遍，以局部出现紫红色瘀血为宜。

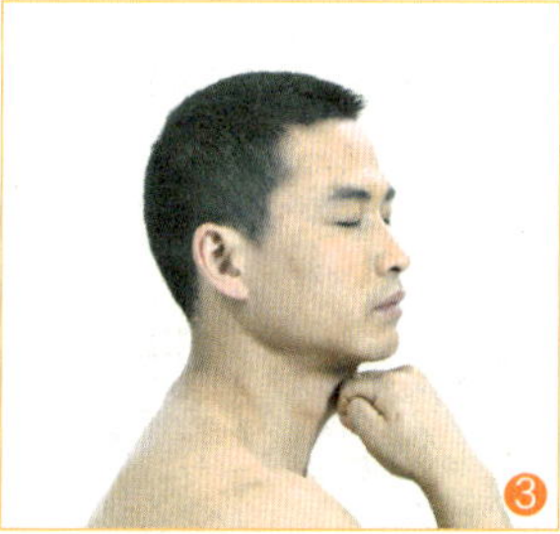

湿疹、荨麻疹

湿疹是一种常见的、非传染性、过敏性皮肤炎症，发病原因比较复杂，主要与遗传性湿疹体质、精神紧张、过度劳累、失眠或辛辣食物刺激及皮肤表面的细菌感染等有关。荨麻疹是一种伴有剧痒的、暂时性的、水肿性的过敏性皮肤病。按摩可有效缓解两病的症状。

准确定位

百会

在头部，前发际正中直上5寸。

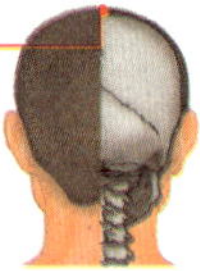

大椎

在后正中线上，第7颈椎棘突下凹陷中。

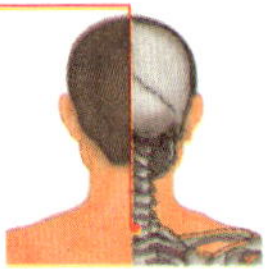

天柱

在项部，斜方肌外缘之后发际凹陷中，约后发际正中旁开1.3寸。

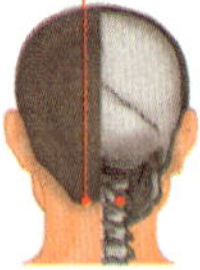

阳池

在腕部，腕背侧远端横纹上，指伸肌腱的尺侧缘凹陷中。

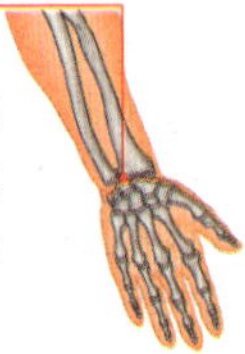

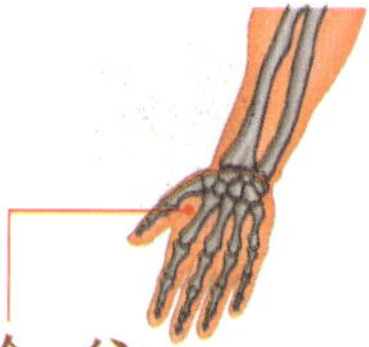

合谷

在手背，第1、2掌骨间，第2掌骨桡侧的中点处。

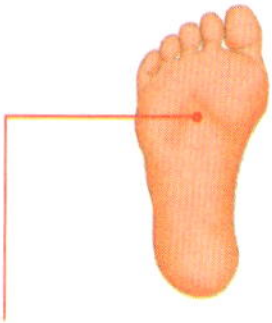

涌泉

足底，屈足蜷趾时前部凹陷中。

快速取穴

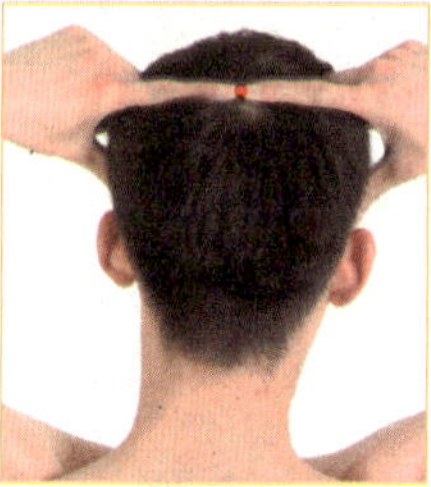

百会

取正坐或仰卧位，在头部，两耳尖连线中点与眉间的中心线交汇处的凹陷处，用指尖按压有疼痛感。

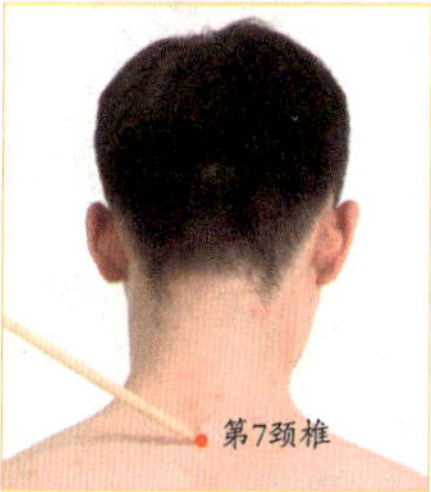

大椎

取坐位，在颈背交界处椎骨的最高点即为第7颈椎，该椎体下缘凹陷处即为本穴，按压有酸胀感。

天柱

取坐位，后发际中点上0.5寸，旁开1.3寸处，按压有酸胀感。

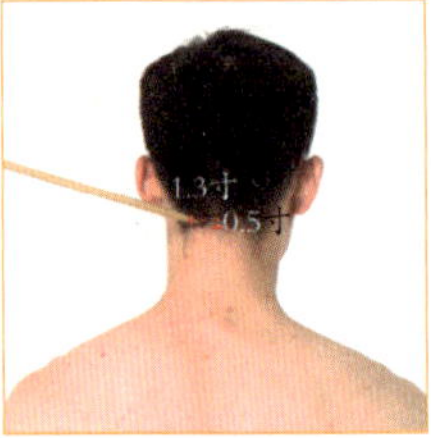

阳池

手指微屈，沿着手背部第4、5掌指关节向上至腕背侧横纹处可触及一凹陷，用力按压有酸胀感。

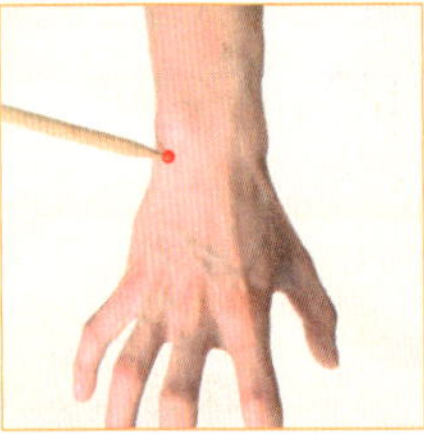

合谷

在手背，第2掌骨桡侧中点处，按压有酸胀感。

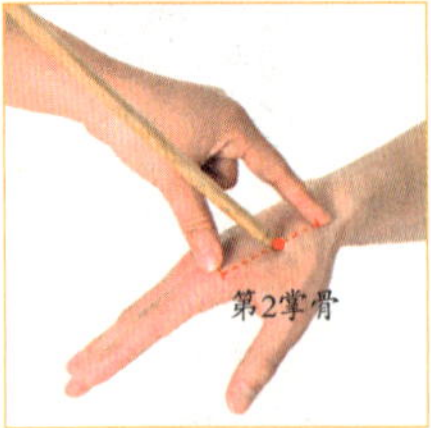

涌泉

坐位，踡足，在足底掌心正中凹陷处的前方，可见足底肌肉组成的“人”字纹，涌泉位于其交叉部位。

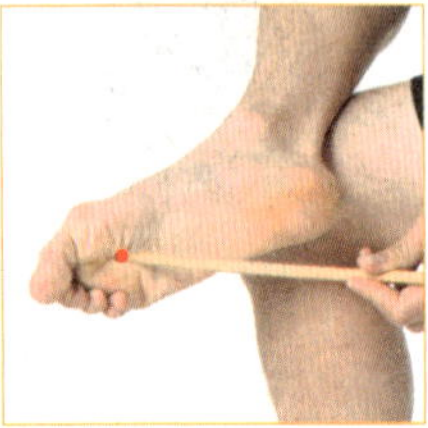

对症按摩

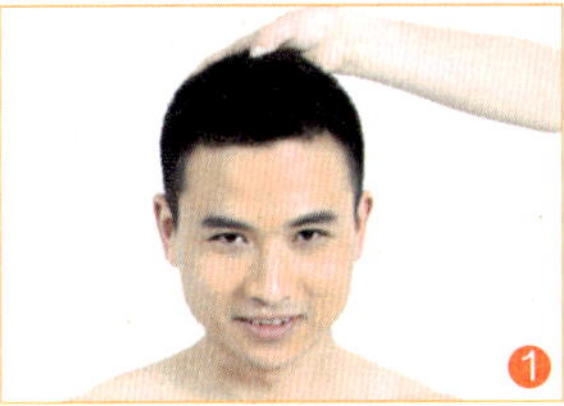

❶ 被按摩者取坐位，按摩者用拇指指腹按压被按摩者的头顶百会穴，用力要稍重，每次3分钟。

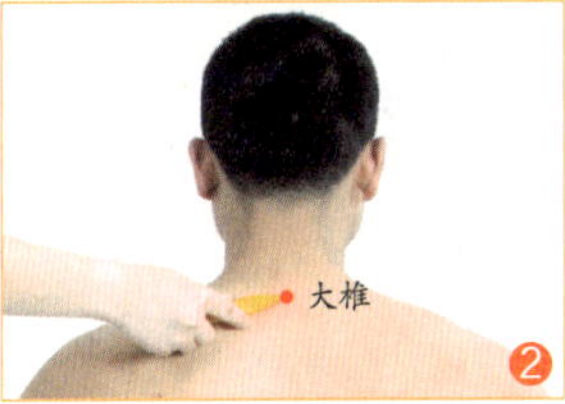

❷ 按摩者用拇指指腹或圆头按摩棒按压被按摩者的大椎、天柱穴，用力稍重，每穴每次3分钟，以产生酸胀感为宜。

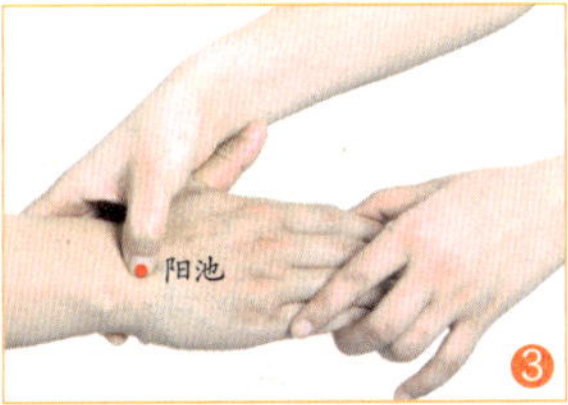

❸ 按摩者用汤匙或拇指指腹按揉被按摩者的阳池、合谷穴，用力稍重，每穴每次1分钟，以产生酸胀感为宜。

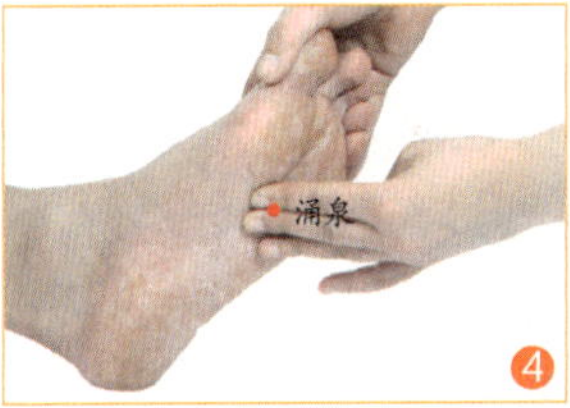

❹ 按摩者用单手食指、中指、无名指并拢摩擦被按摩者的涌泉穴，至被按摩者的足心发热为宜。

银屑病

银屑病（牛皮癣）又名白疕，是一种常见的慢性炎症性皮肤病，具有顽固性和复发性的特点，皮损特征是红色丘疹或斑块上覆有多层银白色鳞屑，有明显的季节性特征。治疗银屑病的方法有很多，可以结合按摩来辅助治疗。

准确定位

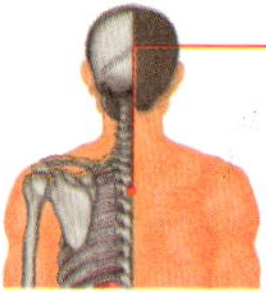

身柱

在背部脊柱区，第3胸椎棘突下凹陷中。

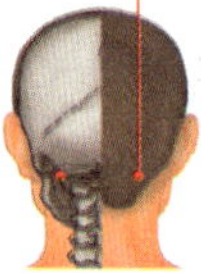

风池

在颈后枕骨之下，胸锁乳突肌上端与斜方肌上端之间的凹陷中。

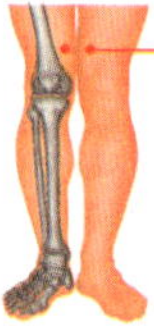

血海

在股前区，髌底内侧端上2寸，股内侧肌隆起处。

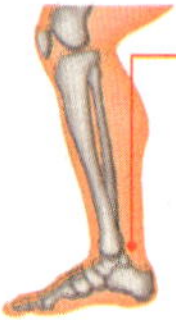

太溪

在踝区，内踝尖与跟腱之间的凹陷中。

身柱

背部脊柱区两肩胛骨下角连线与后正中线交点处为第7胸椎棘突，向上数到第3胸椎，其下缘凹陷处。

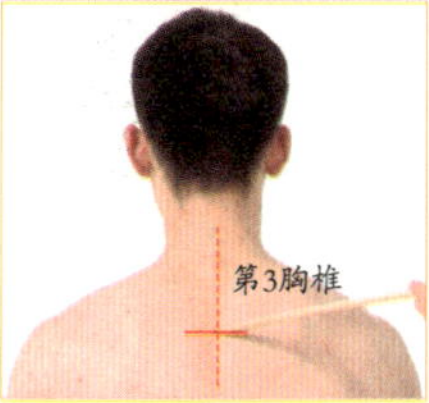

风池

坐位，在头部，枕骨下斜方肌与胸锁乳突肌之间的凹陷中，约平风府，按压有酸胀感。

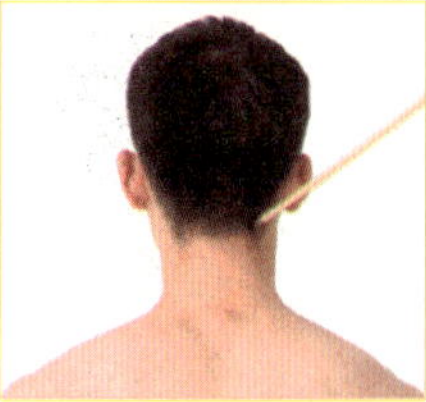

血海

侧坐屈膝90°，用左手掌心对准右髌骨中央，手掌伏于膝盖上，拇指与其他四指约成45°，拇指尖所指处。

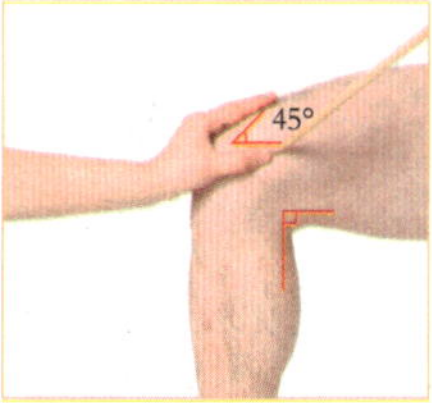

太溪

坐位，由足内踝尖向后推至与跟腱之间的凹陷处，大约相当于内踝尖与跟腱之间的中点，按压有酸胀感。

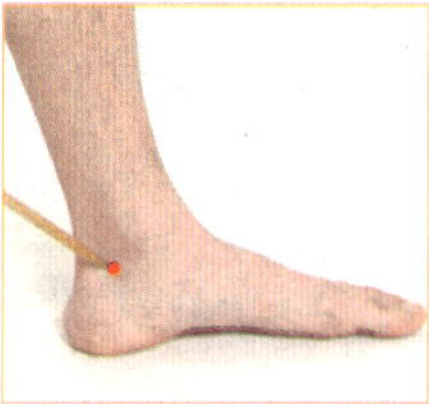

对症按摩

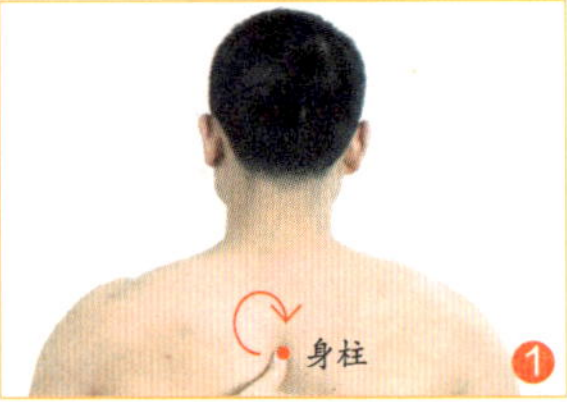

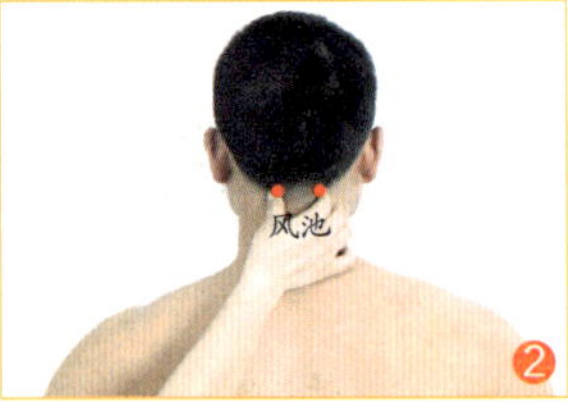

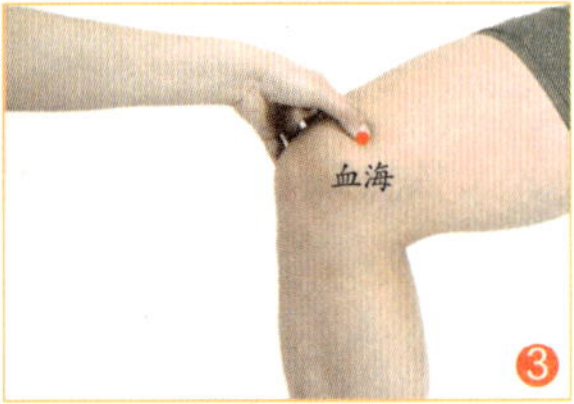

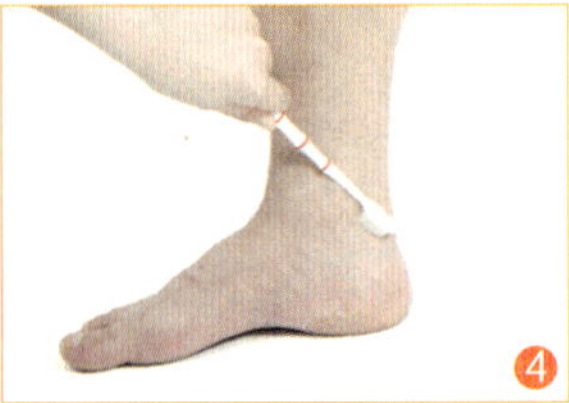

❶ 取坐位，用拇指指腹按揉身柱，并做环状运动，用力稍重，以能承受为度，每次按揉3～5分钟。

❷ 取坐位，用拇指、食指压迫风池3～5分钟，一松一紧，反复操作此动作，至头部有酸胀感为宜。

❸ 按摩者用拇指指腹按揉被按摩者的血海，用力稍重，以被按摩者能耐受为度，每次3～5分钟。

❹ 被按摩者取坐位，按摩者用拇指或牙刷按揉其太溪，每次1～2分钟。

第五章

积极应对，远离妇科、男科常见病

乳腺小叶增生

乳腺小叶增生是女性最常见的乳房疾病之一。主要症状为月经前乳房疼痛明显，多为乳房外上侧及中上部疼痛，月经后疼痛减退或消失，乳房内能够触及大小不等的包块或条索状增生物。及时、有效的穴位按摩可防治此病。

准确定位

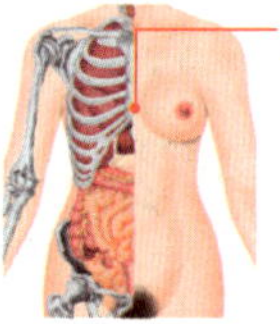

膻中

在胸部，前正中线上，平第4肋间，两乳头连线的中点。

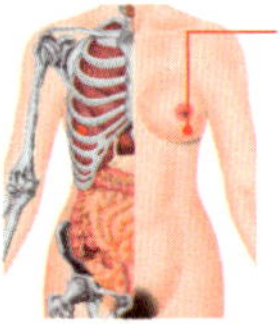

乳根

在胸部，第5肋间隙，距前正中线4寸。

快速取穴

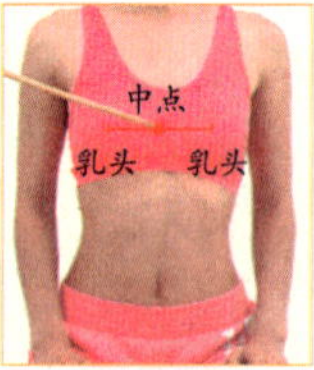

膻中

前正中线上，两乳头间连线的中点，平第4肋间。

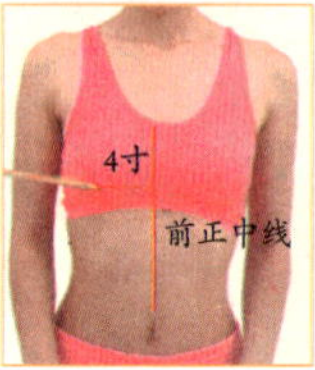

乳根

沿锁骨中线，第5肋间隙，距前正中线4寸处。

对症按摩

❶ 拇指和其余四指置于乳房下方，双手拇指指腹沿肋间隙向两侧分抹，其余四指朝向外侧以助力。

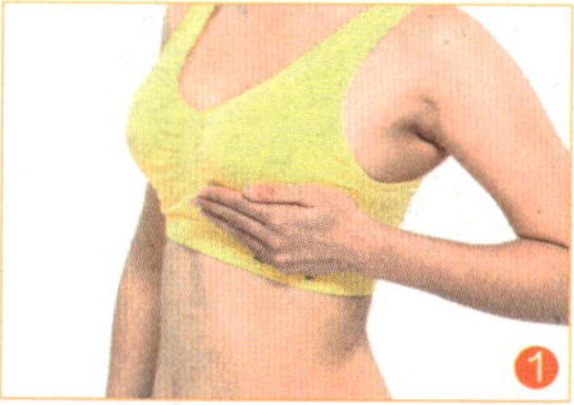

❷ 食指、中指两指并拢，点按膻中，或用圆头按摩器逆时针按揉2～3分钟，以局部有酸胀感为宜。

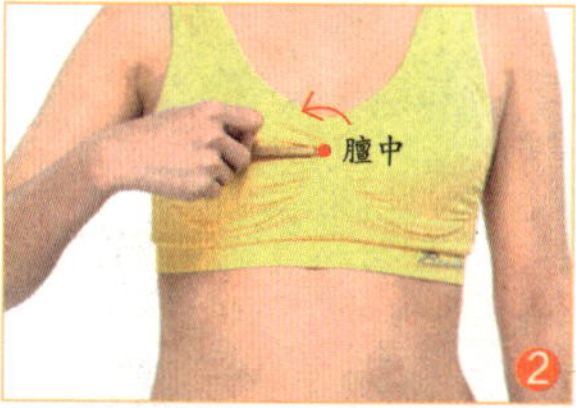

❸ 取坐位或站位，用中指指腹或圆珠笔点按乳根，力度应适中，每次3～5分钟。

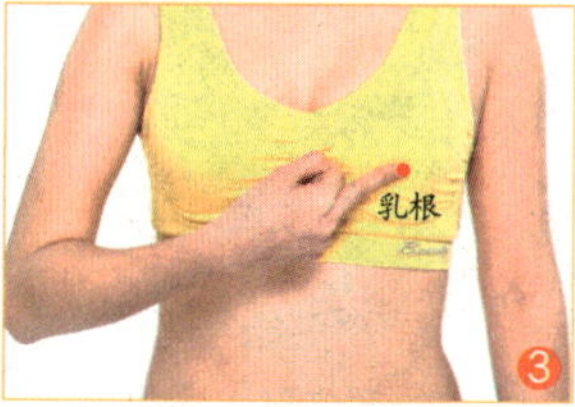

❹ 按摩者手指分开，屈曲似爪状，扫散被按摩者的头侧部，可逐渐用力快速操作，以被按摩者局部出现酸胀疼痛感为宜。

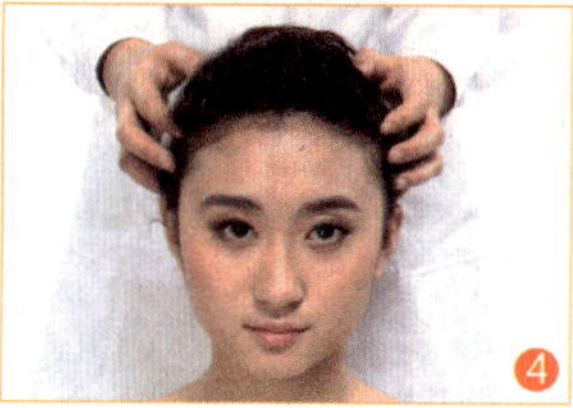

痛经

痛经是指女性经期前后或行经期间，出现下腹部痉挛性疼痛，并伴有全身不适，严重影响日常生活的一种疾病。主要症状为下腹部疼痛，并可伴腰背部不适，也可伴有全身症状。穴位按摩可帮助缓解痛经之苦。

准确定位

膻中

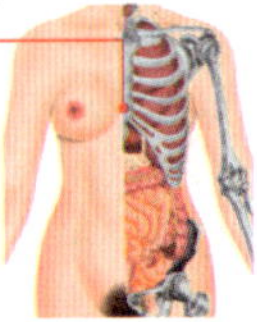

在胸部，前正中线上，平第4肋间，两乳头连线的中点。

气海

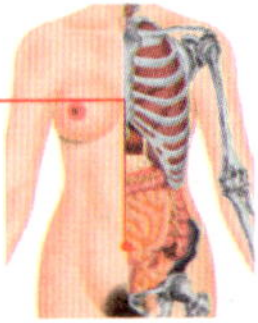

在下腹部，前正中线上，脐中下1.5寸。

水道

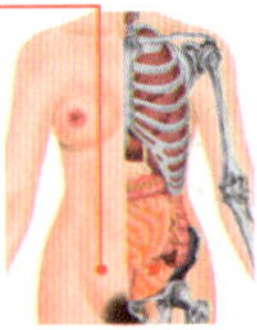

在下腹部，脐中下3寸，前正中线旁开2寸。

膈俞

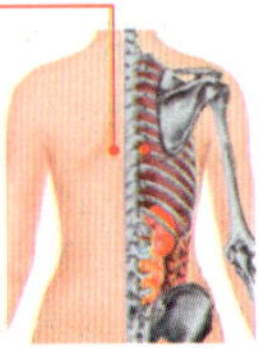

在背部脊柱区，第7胸椎棘突下，后正中线旁开1.5寸。

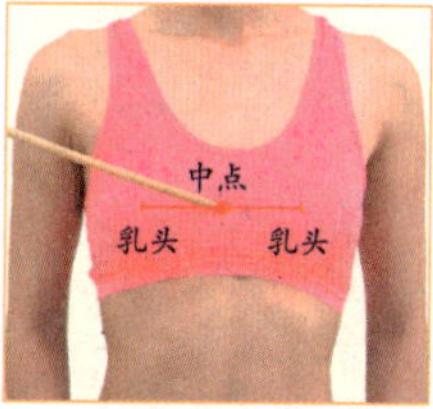

膻中

正坐或仰卧位，前正中线上，两乳头之间连线的中点，平第4肋间，按压有酸胀感。

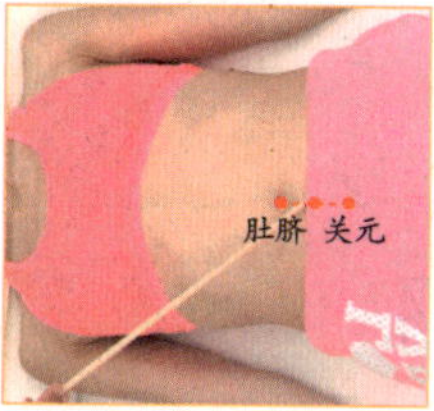

气海

仰卧位，先取关元，在关元与肚脐连线的中点处，按压有明显的酸胀感。

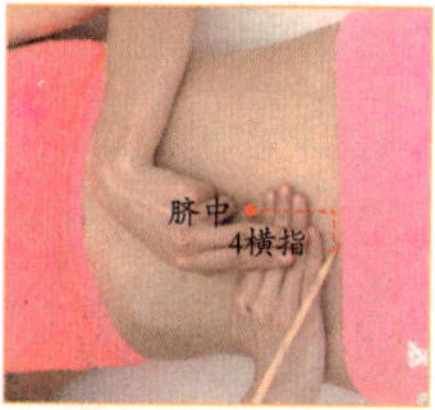

水道

仰卧位，从肚脐沿正中线向下量4横指（即3寸），再水平旁开约2横指，按压有酸胀感。

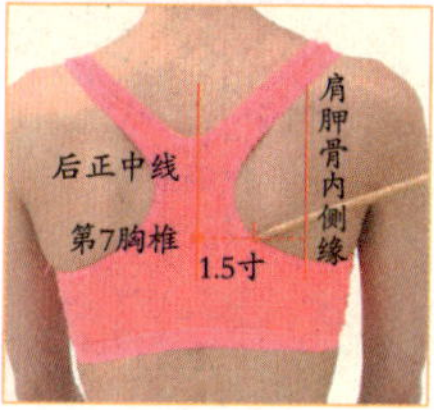

膈俞

坐位，两肩胛骨下角水平线与脊柱相交处为第7胸椎，由此处向肩胛骨内侧缘引垂线，垂线中点即是。

对症按摩

❶取仰卧位或站立位，拇指指腹点按膻中，顺时针、逆时针方向各按揉20圈，以局部有酸胀感为宜。

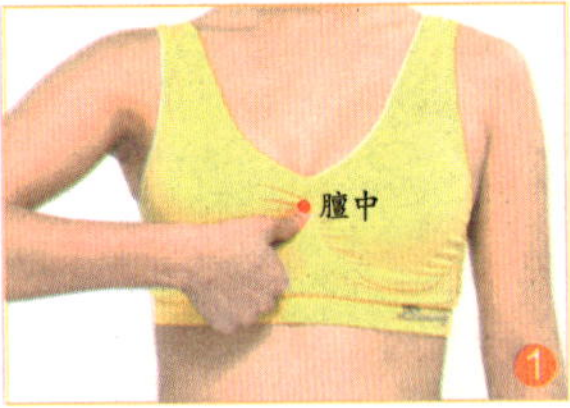

❷按摩者一手手掌置于被按摩者脐下的气海处，肘关节快速屈伸使手掌震动，每次1分钟。

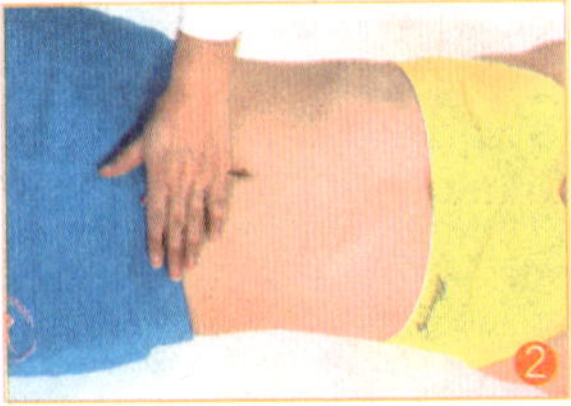

❸食指、中指并拢，缓慢点按水道、气海，用力稍重，疼痛严重者可加重力量，每穴每次1～2分钟。

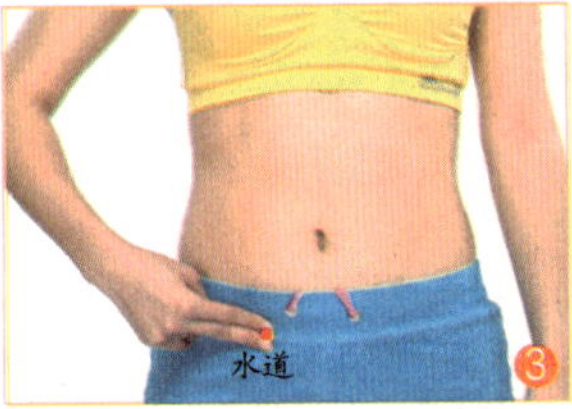

❹按摩者将双手拇指重叠按于被按摩者脊柱的一侧，弹拨膈俞，反复操作5次，力度以被按摩者能耐受和舒适为宜。

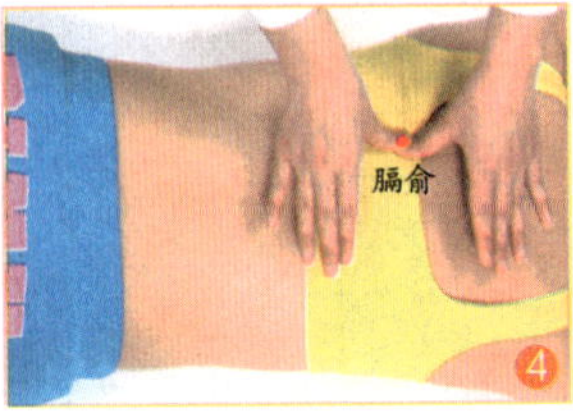

准确定位

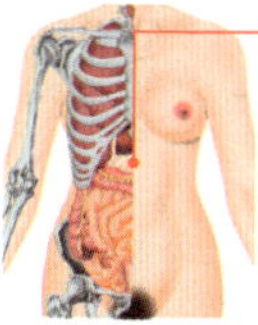

中脘

在上腹部，前正中线上，脐中上4寸。

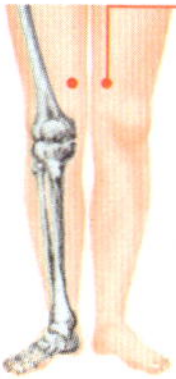

血海

在股前区，髌底内侧端上2寸，股内侧肌隆起处。

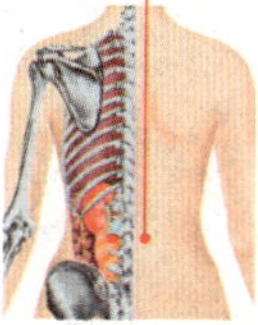

肾俞

在脊柱区，第2腰椎棘突下，后正中线旁开1.5寸。

月经不调

月经不调是指月经的周期、经期或经量出现异常，如经期延长，月经提前或推后，月经先后无定期，月经过多、过少等。月经不调者在就医治疗的同时配合自我按摩，可起到事半功倍的效果。

中脘

仰卧位，在上腹部，神阙与剑胸结合处连线的中点处，按压有酸胀感。

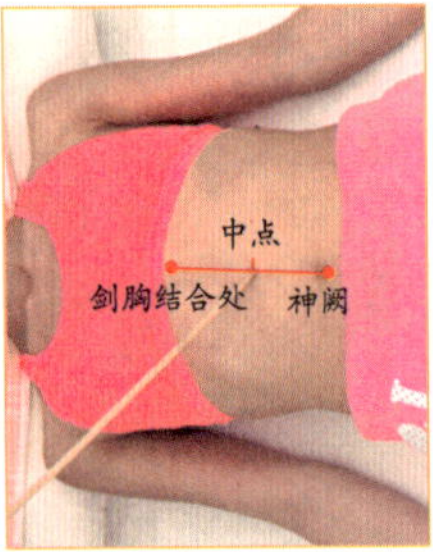

血海

侧坐屈膝90°，用左手掌心对准右髌骨中央，手掌伏于膝盖上，拇指与其他四指约成45°，拇指尖所指处即是。

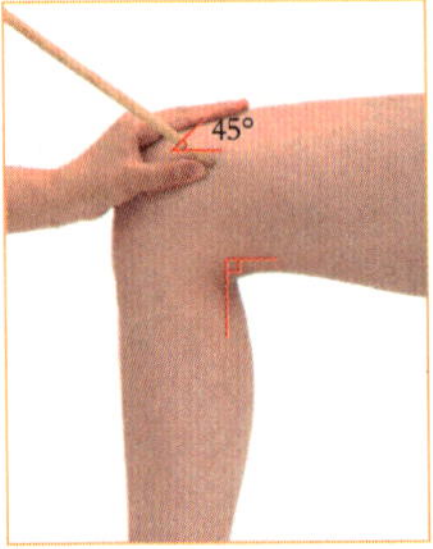

肾俞

坐位，两髂前上棘最高点连线与脊柱相交处为第4腰椎，向上数2个椎体，到第2腰椎处向肩胛骨内侧缘引垂线，垂线中点即是。

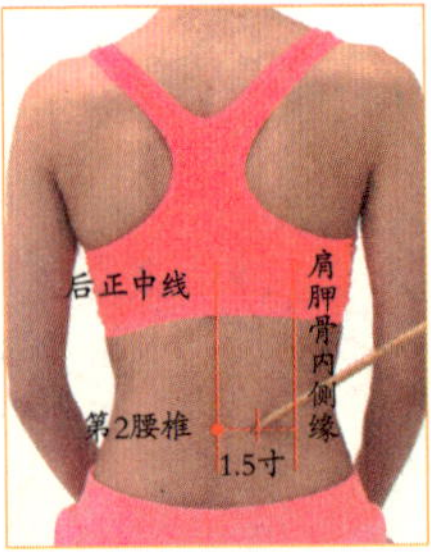

对症按摩

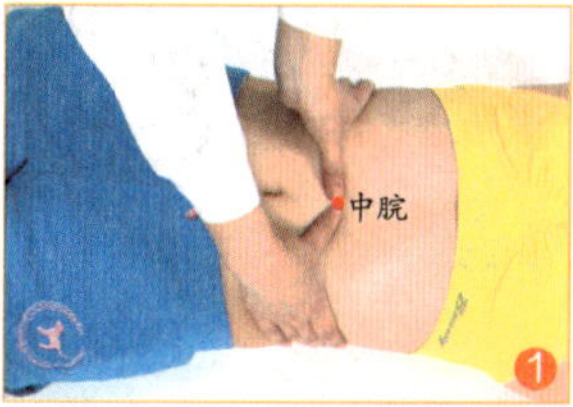

❶ 被按摩者取仰卧位，按摩者双手拇指并拢用指腹按压其中脘，按压时用力要稍重，每次3分钟。

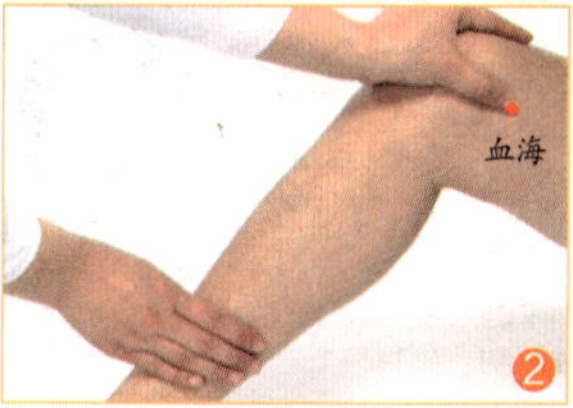

❷ 按摩者一手握住被按摩者的踝区，一手按压其血海，每次1分钟，以被按摩者产生酸胀感为宜。

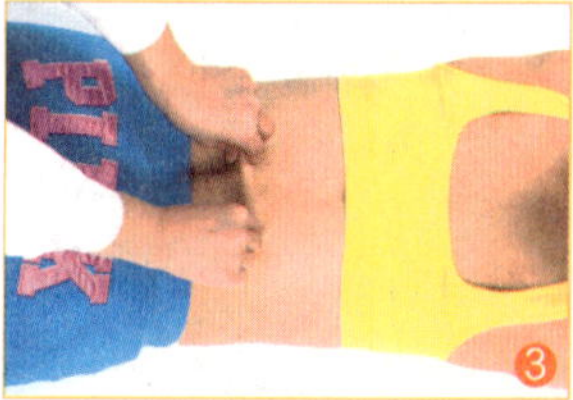

❸ 按摩者用拇指、食指提捏被按摩者的肾俞，每次2分钟，以被按摩者产生酸胀感为宜。

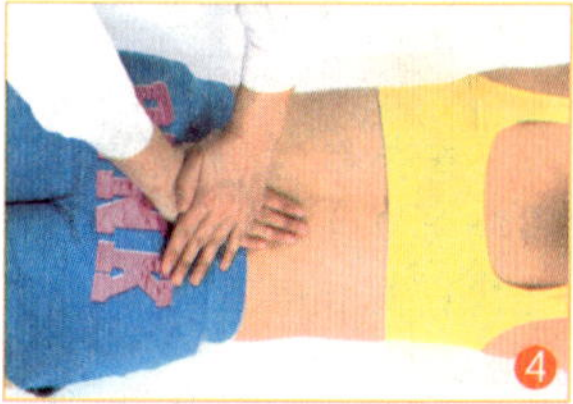

❹ 按摩者用双手手掌缓和揉压被按摩者的腰部，至产生温热感。按压时用力要稍重，每次1分钟，以产生酸胀感为宜。

围绝经期综合征

围绝经期综合征是指围绝经期的女性因卵巢功能衰退、雌激素水平下降而引起的以自主神经功能失调为主的症候群。围绝经期综合征的主要症状为月经不规律、烦躁易怒、潮热汗出、头晕耳鸣、健忘多疑、性欲减退、乏力、注意力不集中等。自我按摩可有效减轻围绝经期综合征的症状。

准确定位

神庭

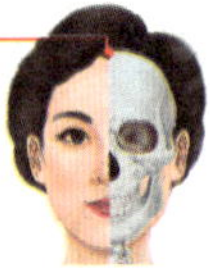

在头前部，前发际正中直上0.5寸。

印堂

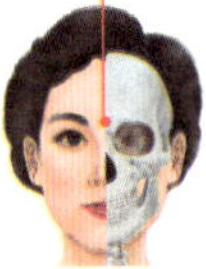

在面部，两眉毛内侧端的中间凹陷处。

心俞

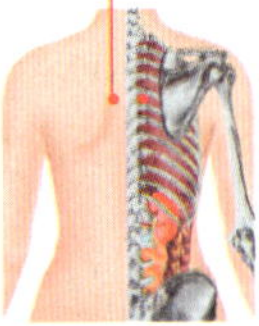

在背部脊柱区，第5胸椎棘突下，后正中线旁开1.5寸。

太阳

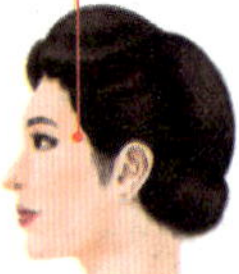

在头部，眉梢与目外眦之间，向后约1横指处。

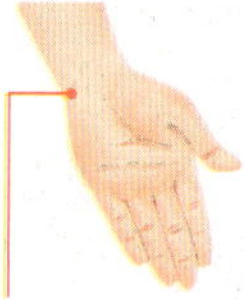

神门

在腕前区，腕掌侧远端横纹尺侧端，尺侧腕屈肌腱的桡侧缘。

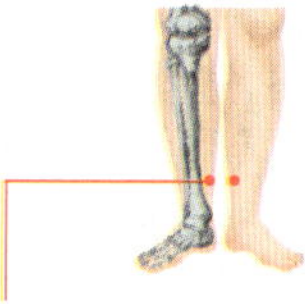

三阴交

在小腿内侧，内踝尖上3寸，胫骨内侧缘后际。

快速取穴

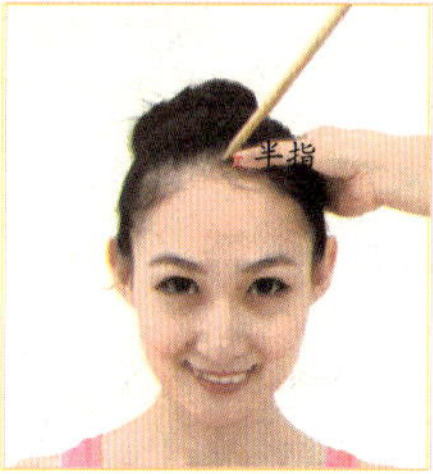

神庭

正坐位或仰卧位，在头前部，前发际正中直上量约半指处，按压有酸胀感。

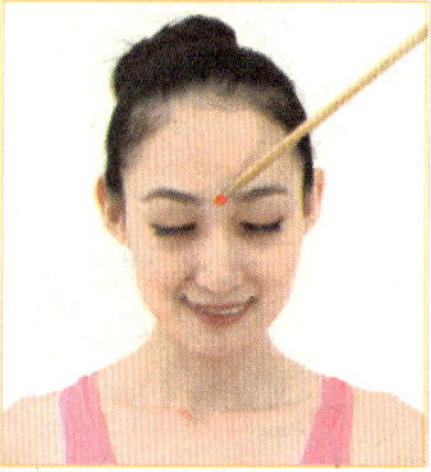

印堂

取穴时，可以采用正坐或仰靠、仰卧姿势，该穴位于面部，在两眉头连线中点凹陷处，按压有酸胀感。

心俞

从两肩胛骨下角水平线与脊柱相交的第7胸椎，数到第5胸椎向肩胛骨内侧缘引垂线，垂线中点即是。

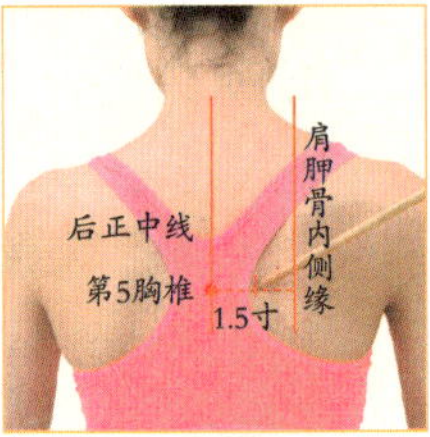

太阳

正坐或侧坐位，在头部，眉梢与目外眦之间，向后约1横指的凹陷处。

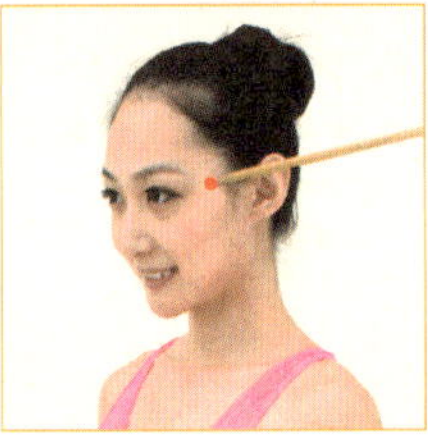

神门

仰掌，在腕骨后缘，尺侧腕屈肌的桡侧，在掌后第1横纹上，按压有酸痛感。

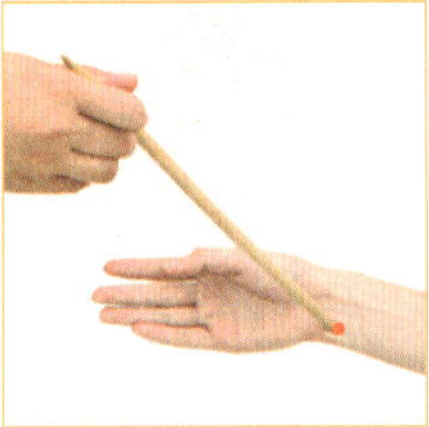

三阴交

侧坐垂足，在内踝尖直上4横指（即3寸）处，胫骨内侧面后缘，按压有酸胀感。

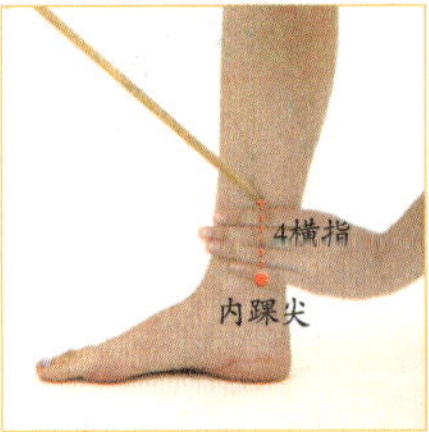

对症按摩

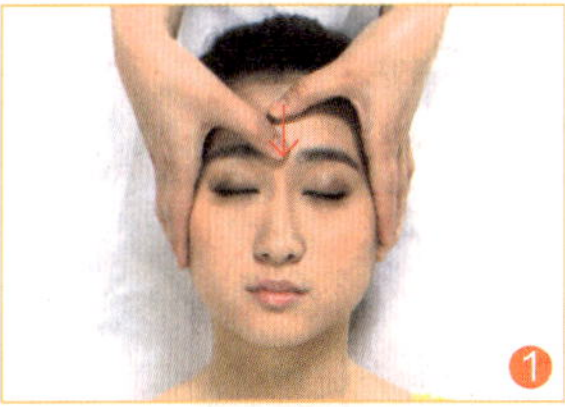

❶ 取坐位，按摩者双手拇指指腹自其神庭向下推至印堂，双手拇指交替进行，反复操作5～10次。

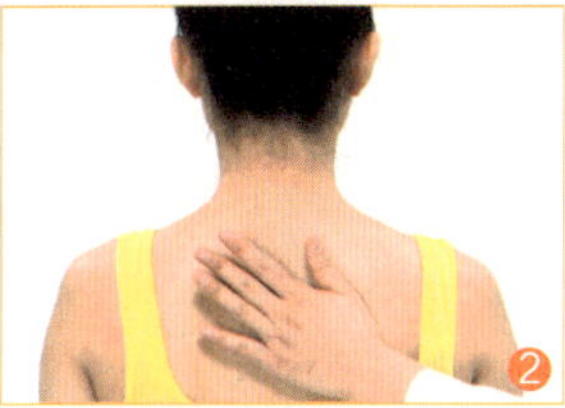

❷ 按摩者用单手手掌按揉被按摩者的心俞2分钟。

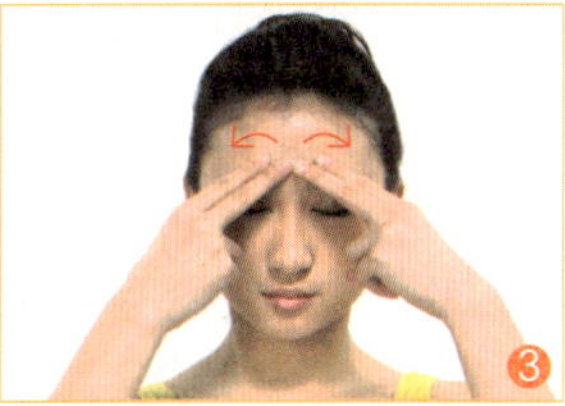

❸ 双手中指、食指并拢，自印堂向两侧分抹至太阳处，并按揉太阳。

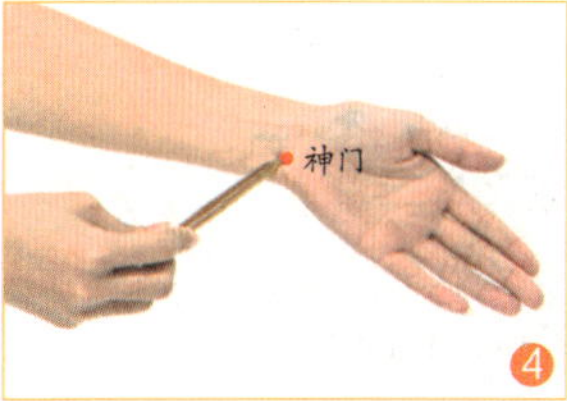

❹ 用按摩工具点按神门、三阴交，逐渐用力，以局部产生酸胀感为宜，每穴每次2分钟。

遗 精

遗精是指不因性生活等直接刺激而发生的精液自遗的一种病症。主要症状为精液不正常地频繁遗泄，伴有精神萎靡、腰酸腿软、头昏失眠等。治疗遗精的方法很多，除食疗、运动疗法外，按摩也是很好的选择。

准确定位

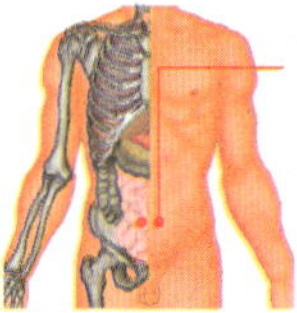

中注

在下腹部，脐中下1寸，前正中线旁开0.5寸。

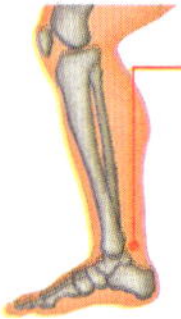

太溪

在踝区，内踝尖与跟腱之间的凹陷中。

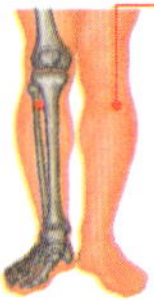

足三里

在小腿外侧，犊鼻下3寸，犊鼻与解溪连线上。

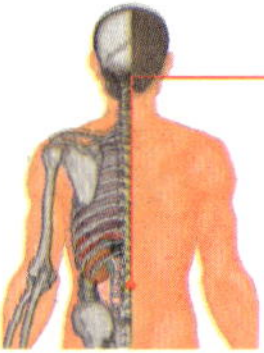

命门

在腰部，第2腰椎棘突下凹陷中。

中注

腹白线与肚脐水平线的交点处，旁开0.5寸处，再向下量1横指（拇指）处，按压有酸胀感。

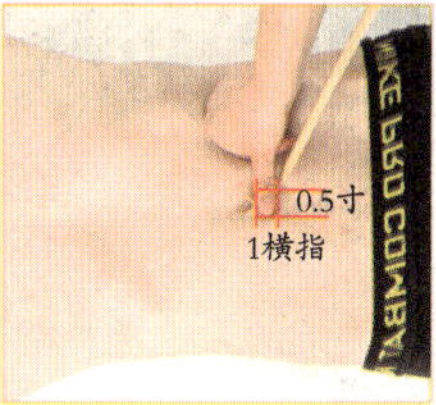

太溪

坐位，由足内踝尖向后推至与跟腱之间的凹陷处，相当于内踝尖与跟腱之间的中点，按压有酸胀感。

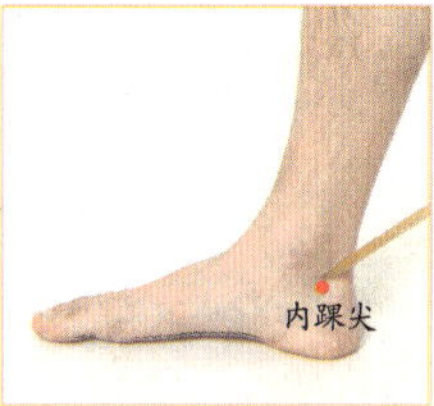

足三里

坐位屈膝，取犊鼻，自犊鼻向下量4横指（3寸）处，按压有酸胀感。

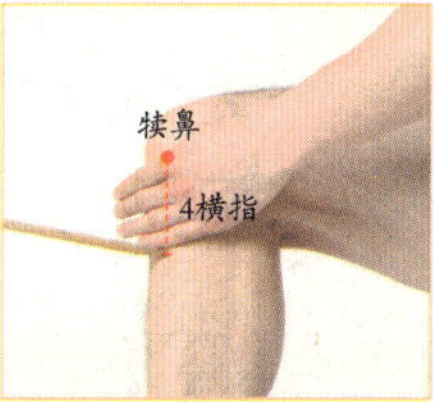

命门

腰部两髂前上棘连线与后正中线的交点处为第4腰椎棘突，向上数至第2腰椎，其棘突下缘的凹陷处即是。

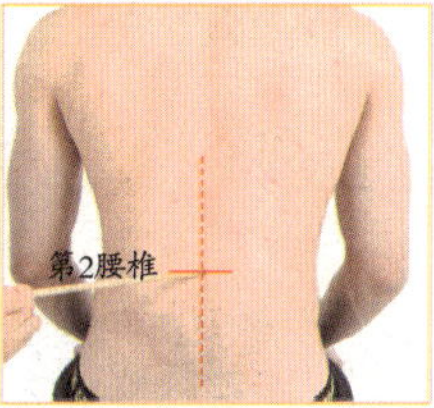

对症按摩

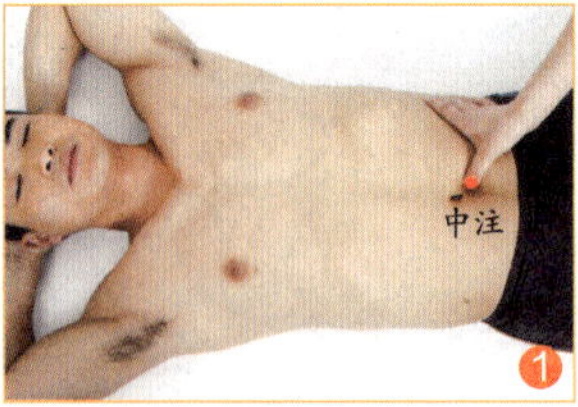

❶ 按摩者用拇指指腹点按被按摩者的中注，每次2分钟。

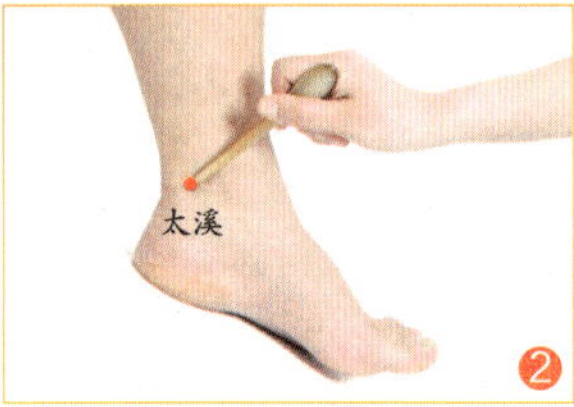

❷ 用圆头按摩器点按太溪、足三里，以穴位局部有酸胀感为佳，足三里可适当加重力度或配合弹拨手法。

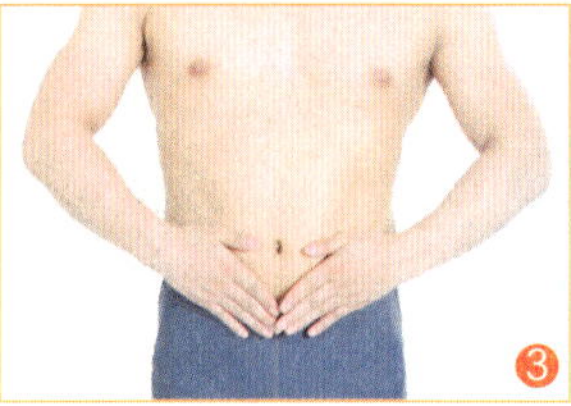

❸ 双掌相对搓摩生热后，快速覆于肚脐两侧的中注，待热量减弱后重复上述手法，反复操作5次。

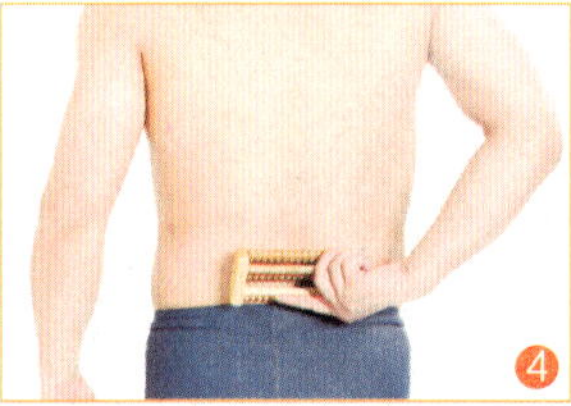

❹ 用按摩器搓擦命门，搓擦速度宜快，利于热量的产生，以透热为度，反复操作2~3分钟。

阳痿

阳痿是指男性阴茎勃起功能出现障碍，表现为在有性欲的状态下，持续不能勃起，不能进行正常的性生活。患者阴茎虽能勃起，但不能维持足够的时间和硬度，无法完成正常性生活。阳痿为男性常见病，持之以恒的按摩可缓解此病症。

准确定位

百会

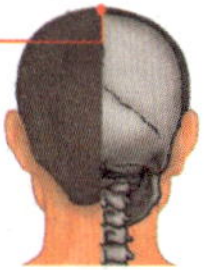

在头部，前发际正中直上5寸。

太溪

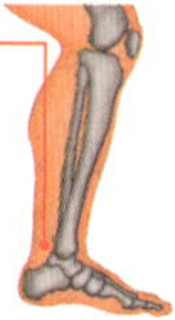

在踝区，内踝尖与跟腱之间的凹陷中。

曲骨

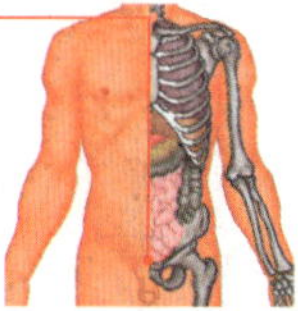

在下腹部，前正中线上，耻骨联合上缘的中点处。

涌泉

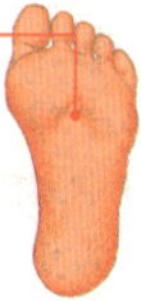

足底，屈足蜷趾时前部凹陷中。

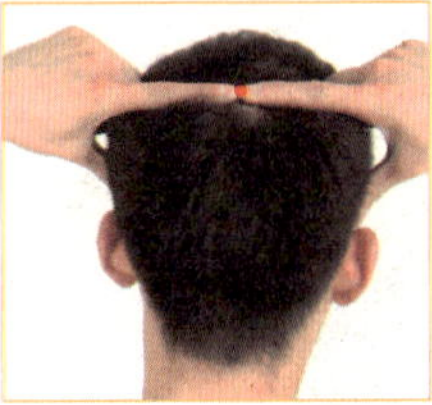

百会

取正坐或仰卧位，在头部，两耳尖连线中点与眉间中心线交汇的凹陷处，用指尖按压有疼痛感。

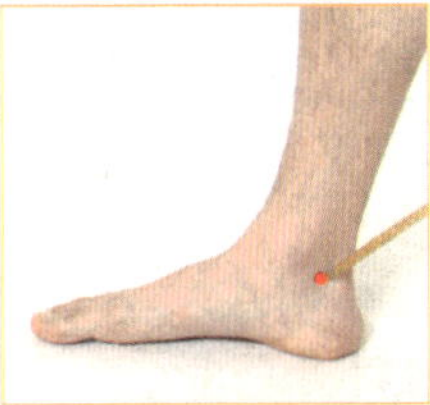

太溪

坐位，由足内踝尖向后推至与跟腱之间的凹陷处，相当于内踝尖与跟腱之间的中点，按压有酸胀感。

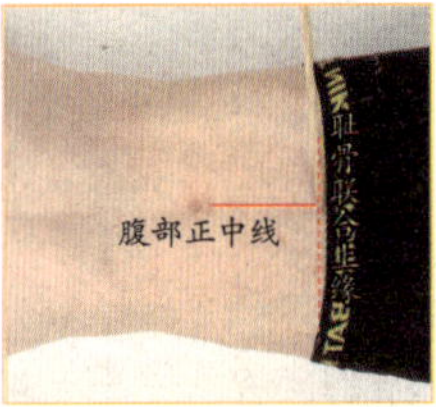

曲骨

取仰卧位，腹部正中线与耻骨联合上缘的交点处。

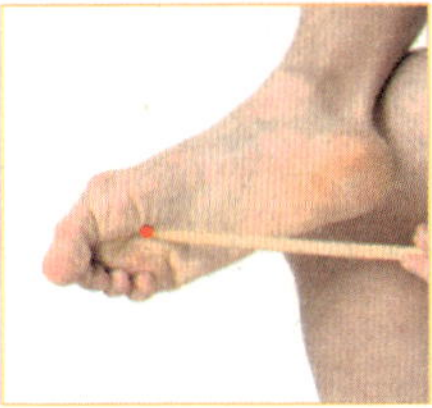

涌泉

坐位，踡足，在足底掌心正中凹陷处的前方，可见足底肌肉组成的“人”字纹，其交叉部位即是。

对症按摩

❶ 取坐位，用拇指指腹点揉百会，每次3～5分钟，按摩力度轻重交替，以局部有酸胀感为佳。

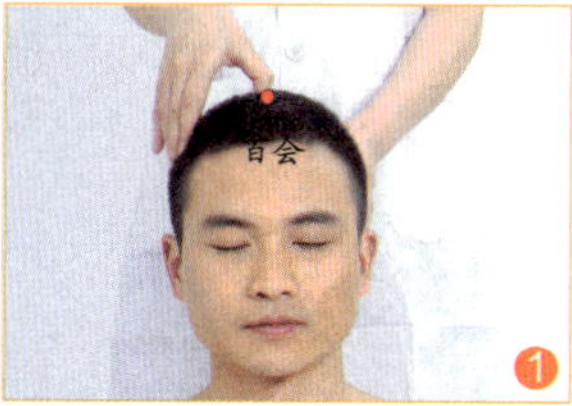

❷ 按摩者用拇指指腹点按被按摩者的太溪，每次2分钟。

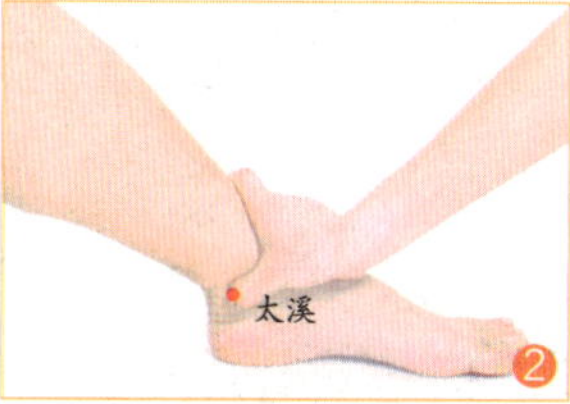

❸ 拇指指腹点按曲骨，两手拇指交替操作，每次2分钟，以局部酸胀感为宜。

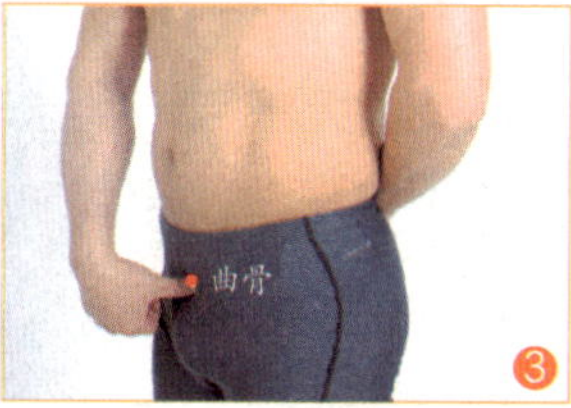

❹ 用网球按揉足底涌泉，以足底有温热感为宜，双脚交替进行。

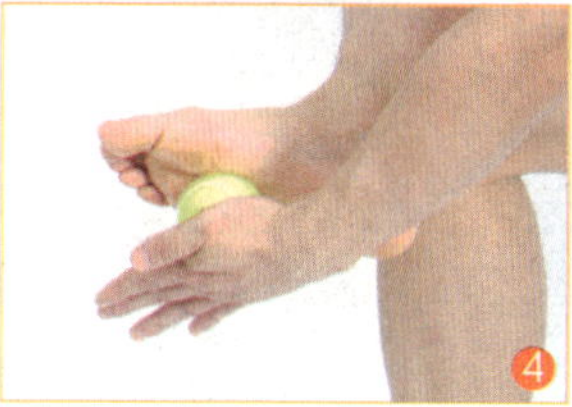

前列腺炎

前列腺炎是指发生于前列腺组织的急慢性炎症。主要症状为排尿时灼痛、尿急、尿频、排尿不畅，尿线变细或中断，严重时有尿潴留，尿道有烧灼感、蚁行感，会阴、肛门部有疼痛感。治疗前列腺炎配合穴位按摩，能达到理想的治疗效果。

准确定位

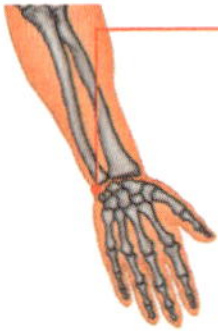

神门

在腕前区，腕掌侧远端横纹尺侧端，尺侧腕屈肌腱的桡侧缘。

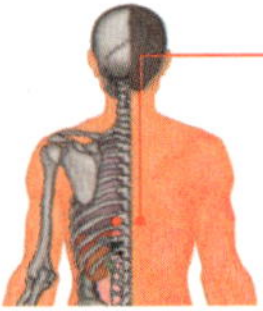

肝俞

在背部脊柱区，第9胸椎棘突下，后正中线旁开1.5寸。

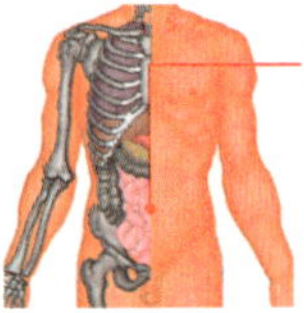

阴交

在下腹部，前正中线上，脐中下1寸。

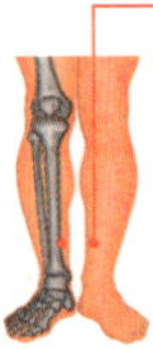

三阴交

在小腿内侧，内踝尖上3寸，胫骨内侧缘后际。

神门

仰掌，在腕骨后缘，尺侧腕屈肌的桡侧，在掌后第1横纹上，按压有酸痛感。

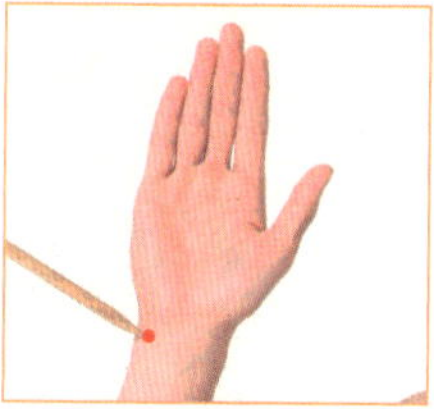

肝俞

两肩胛骨下角水平线与脊柱相交处为第7胸椎，数到第9胸椎，向肩胛骨内侧缘引垂线，垂线中点即是。

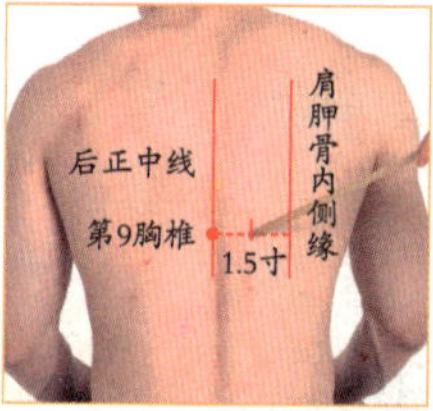

阴交

仰卧位，将耻骨联合上缘中点和肚脐连线5等分，由上向下1/5处，按压有酸胀感。

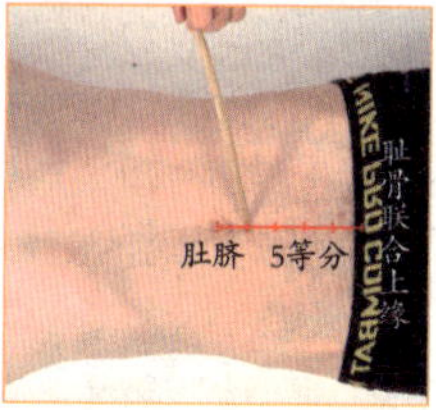

三阴交

侧坐垂足，在内踝尖直上4横指（即3寸）处，胫骨内侧面后缘，按压时会有酸胀感。

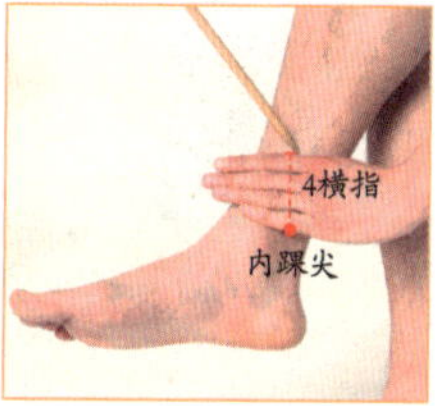

对症按摩

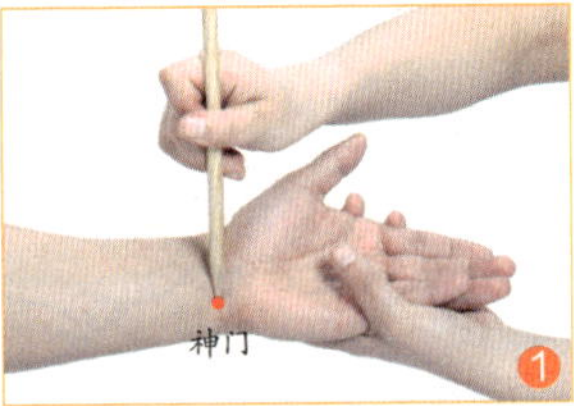

❶ 被按摩者取仰卧位，按摩者以拇指指腹或圆木棒点按其神门，注意力度应适中，每次2分钟。

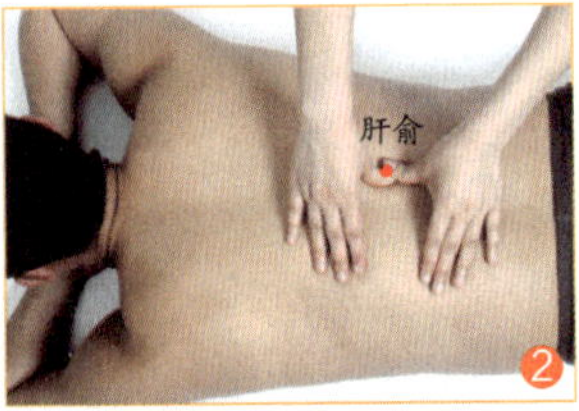

❷ 按摩者双拇指重叠，用拇指指腹横向弹拨被按摩者的肝俞，每次2分钟，以局部酸胀为宜。

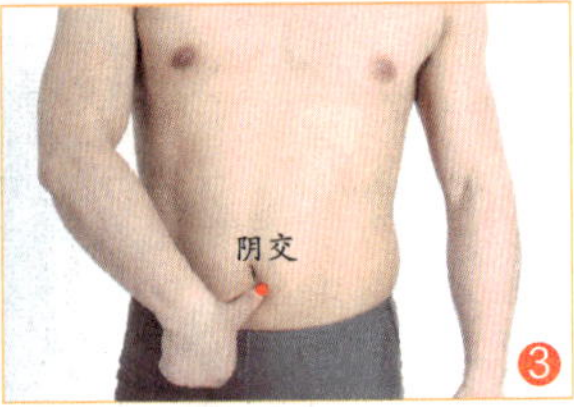

❸ 取仰卧位或站立位，用拇指指腹点按阴交，两手拇指交替进行，每次2分钟。

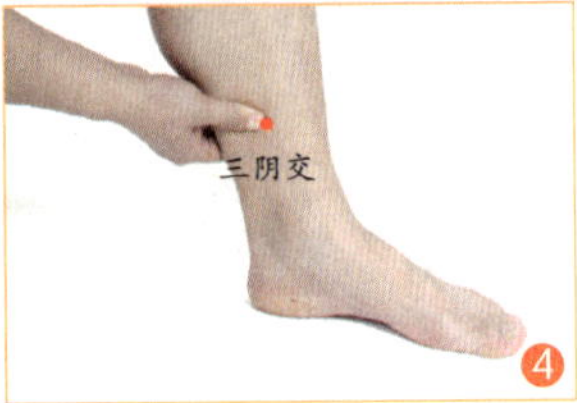

❹ 取坐位，拇指指腹点按三阴交，每次2分钟。

第六章

及时解决小儿常见病，让孩子健康成长

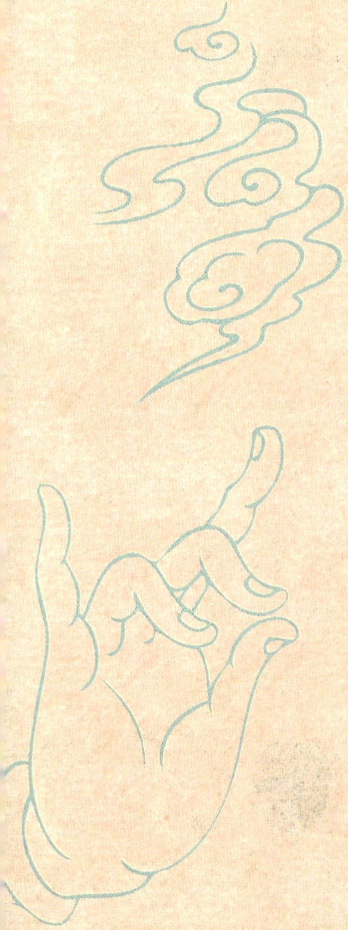

小儿厌食

小儿厌食是指小儿较长时间食欲减退或食欲缺乏。某些慢性病，如消化不良及长期便秘等都可能导致厌食。大多数小儿厌食是由于不良的饮食习惯等。按摩可有效改善小儿厌食的症状。

准确定位

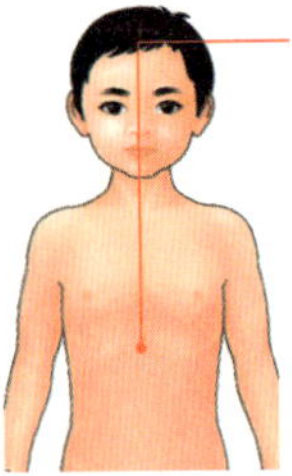

中脘

在上腹部，前正中线上，脐中上4寸。

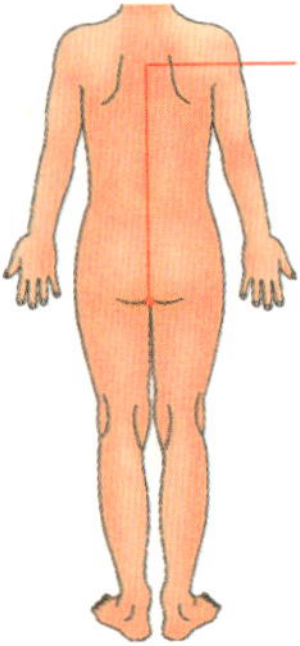

长强

在会阴区，尾骨下方，尾骨端与肛门连线中点。

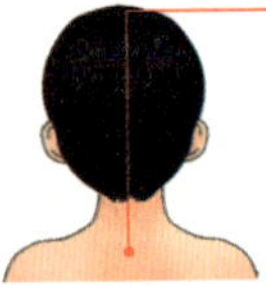

大椎

在后正中线上，第7颈椎棘突下凹陷中。

中脘

仰卧位，在上腹部，神阙与剑胸结合处连线的中点处，按压有酸胀感。

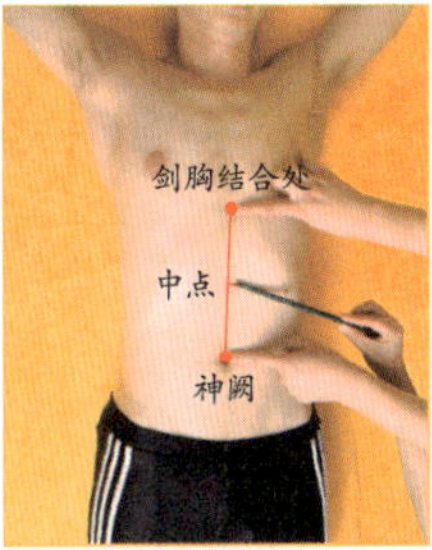

长强

跪伏或坐位，在尾骨尖端与肛门连线中点凹陷处。

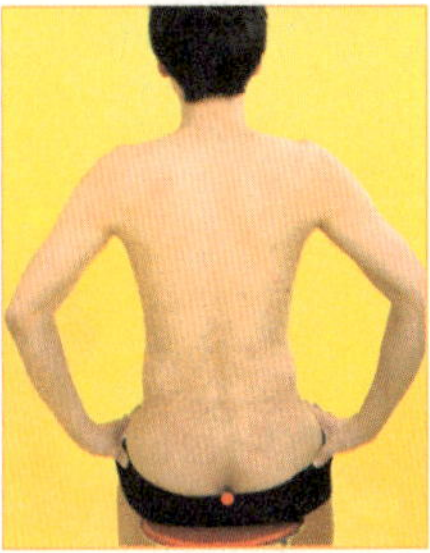

大椎

取坐位，在颈背交界处椎骨的最高点即为第7颈椎，该椎体下缘凹陷处即为本穴，按压有酸胀感。

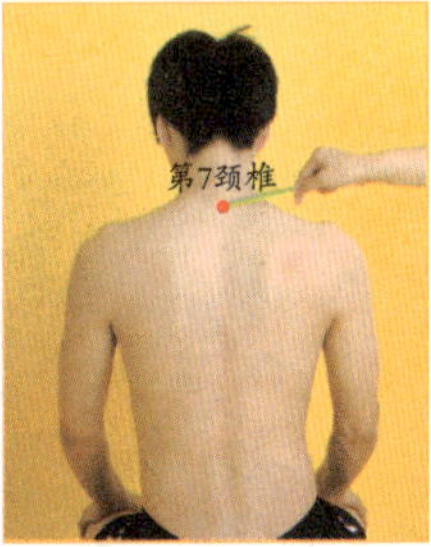

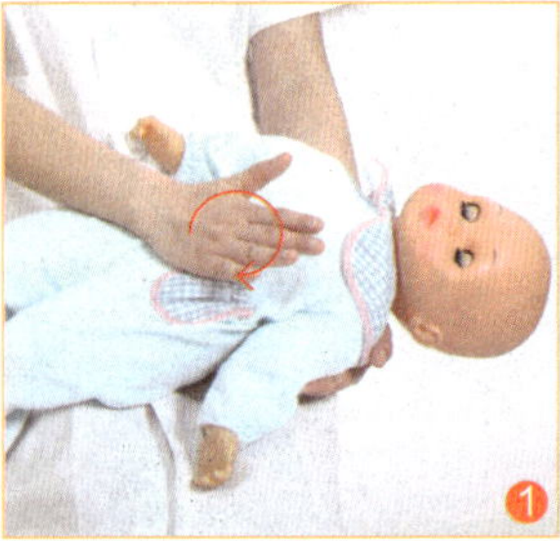

❶ 按摩者用指端或掌根顺时针在患儿的中脘上揉2～5分钟；或用掌心或4指按摩中脘5～10分钟，再以手指点按中脘50～100次。

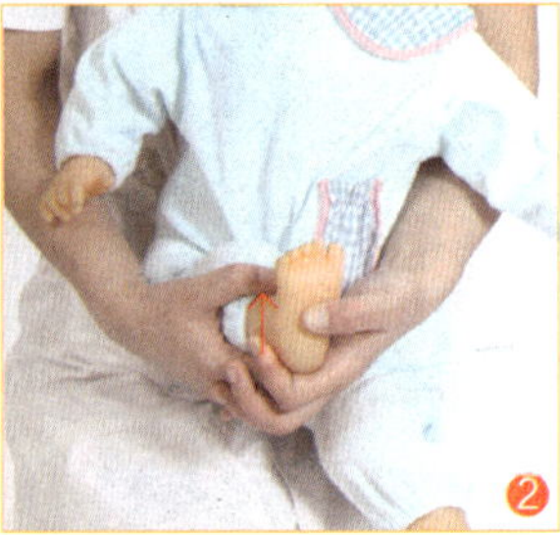

❷ 按摩者用拇指指腹自患儿足跟推向足尖，推100～500次。再用食指、中指两指反复搓擦至微热。

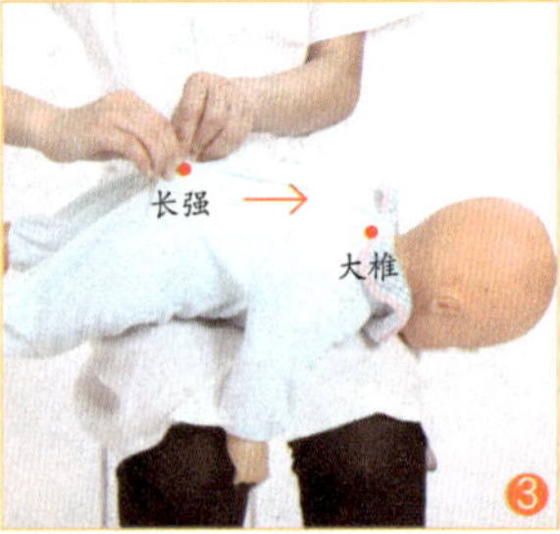

❸ 让患儿俯卧，先用食指、中指两指腹或掌根自上向下直推脊柱100～300次。然后用捏脊法，从长强至大椎捏5～9次，手法依次由轻渐重。

小儿咳嗽

中医将咳嗽分为外感咳嗽和内伤咳嗽两大类，小儿以外感咳嗽多见。中医学认为，本病的发生和发展与风、寒、暑、湿、燥、火等外邪的侵袭及肺、脾、肾三脏功能失调有关，按摩可辅助治疗该病。

准确定位

足三里

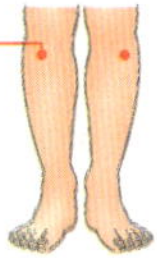

在小腿外侧，犊鼻下3寸，犊鼻与解溪连线上。

丰隆

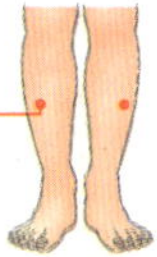

在小腿外侧，外踝尖上8寸，胫骨前肌前缘约2横指处。

膻中

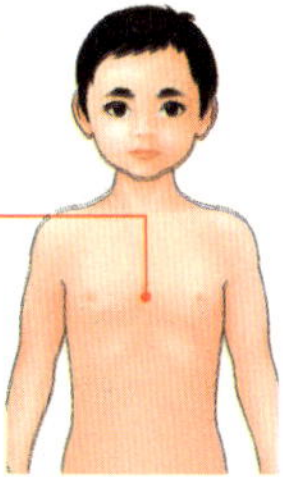

在胸部，前正中线上，平第4肋间，两乳头连线的中点。

肺俞

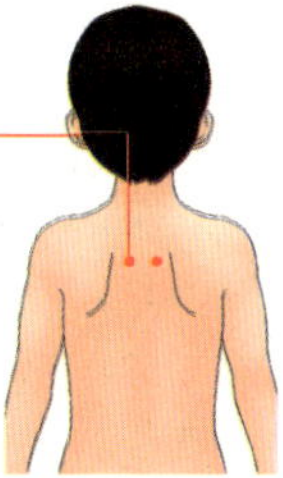

在背部脊柱区，第3胸椎棘突下，后正中线旁开1.5寸。

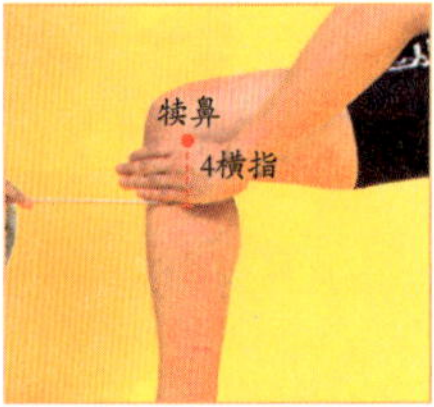

足三里

坐位屈膝，取犊鼻，自犊鼻向下量4横指（3寸）处，按压有酸胀感。

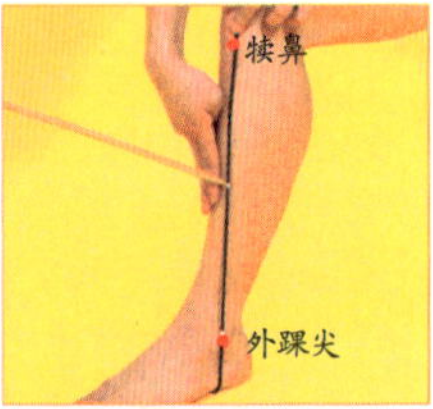

丰 隆

坐位屈膝，取犊鼻与外踝尖连线的中点，在腓骨略前方肌肉丰满处，按压略有沉重感。

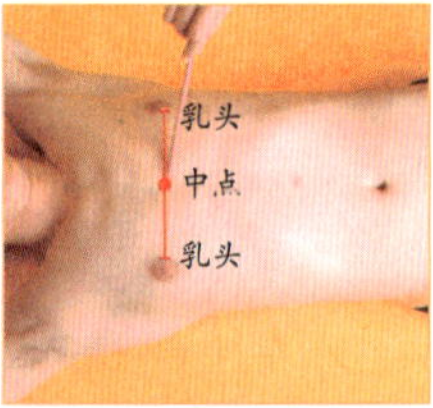

膻 中

正坐或仰卧位，前正中线上，两乳头之间连线的中点，平第4肋间，按压有酸胀感。

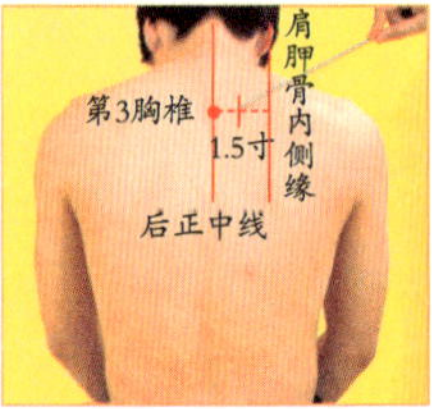

肺 俞

坐位，由颈背交界处椎骨的第7颈椎向下数到第3胸椎，由此处向肩胛骨内侧缘引垂线，垂线中点即是。

对症按摩

❶ 按摩者按揉并弹拨患儿的足三里，每次1分钟。

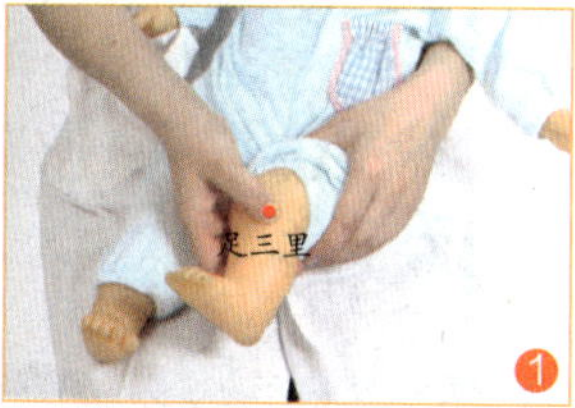

❷ 按摩者按揉并弹拨患儿的丰隆，每次1分钟。

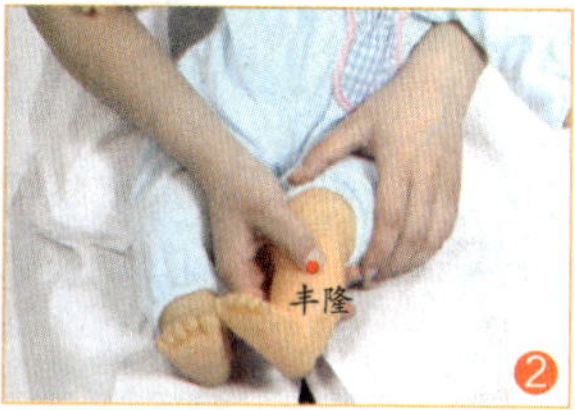

❸ 患儿俯卧，按摩者用一只手的拇指按揉患儿的肺俞2分钟，然后轻轻地揉患儿的肩胛骨内侧。

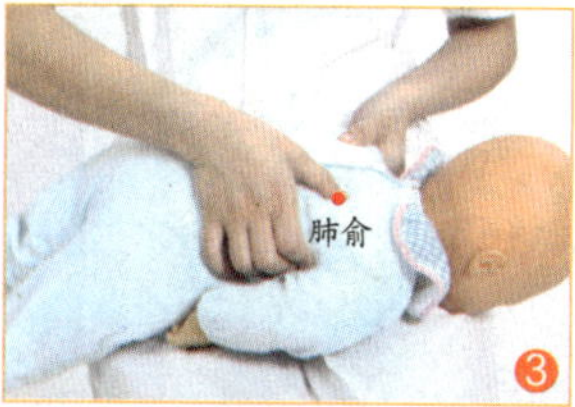

❹ 先以拇指按揉膻中2分钟。然后两手拇指相对，其余四指分开，自胸骨顺1～4肋间向外分推至腋中线，操作3分钟。

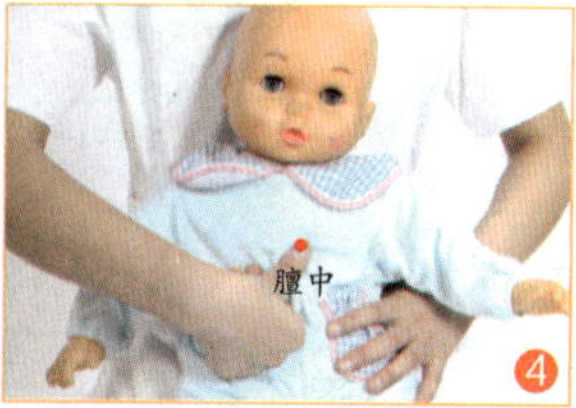

小儿夜啼

小儿夜啼是婴儿时期常见的一种睡眠障碍，表现为孩子晚上烦躁不安，哭闹不止。引起夜啼的原因有饥饿、受惊、喂养不当、护理不当，或某些疾病等。中医学认为通过按摩可有效改善病情。

对症按摩

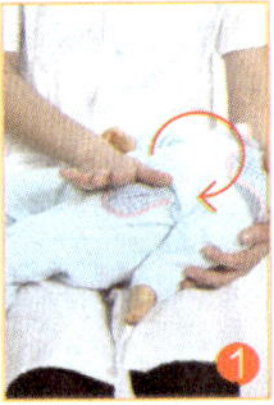

1 患儿仰卧，按摩者用大鱼际顺时针按摩患儿腹部2分钟左右。

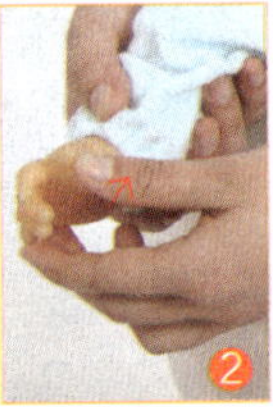

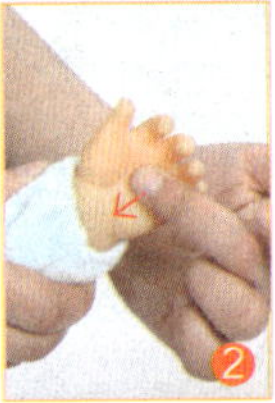

2 按摩者用拇指从患儿拇指指尖沿拇指外侧推向掌根处；再由无名指指尖沿掌面推至掌根处，此动作反复50次。

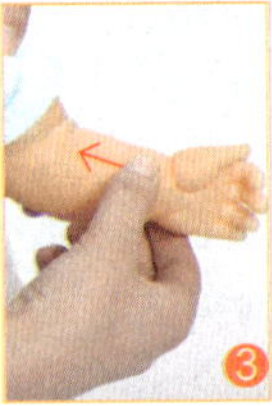

3 从腕关节沿前臂正面和背面正中分别推向肘关节，各反复20次。

小儿腹泻

小儿腹泻是指小儿大便次数增多，粪便稀薄甚至泻出水样物，为婴幼儿常见病，对儿童健康危害大。本病与饮食因素和肠道感染有关，需及时就医，明确病因。如果小儿病情不重且服药困难，家长可以采取按摩来辅助治疗。

准确定位

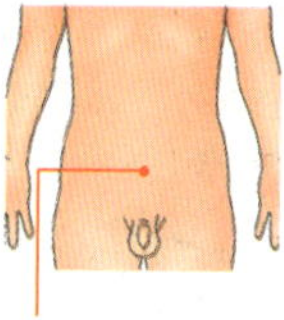

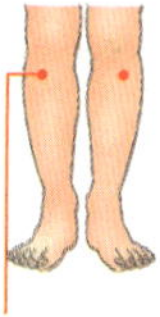

关元

在下腹部，前正中线上，脐中下3寸。

足三里

在小腿外侧，犊鼻下3寸，犊鼻与解溪连线上。

快速取穴

关元

耻骨联合上缘中点和肚脐连线由下向上的2/5处。

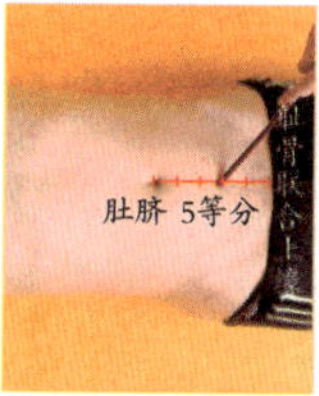

足三里

取犊鼻，自犊鼻向下量4横指（3寸）处，按压有酸胀感。

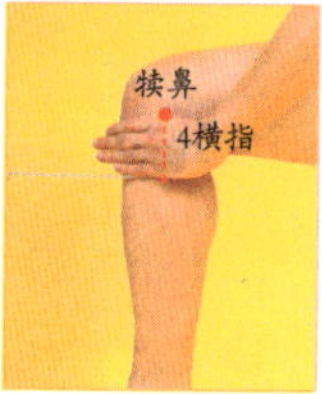

对症按摩

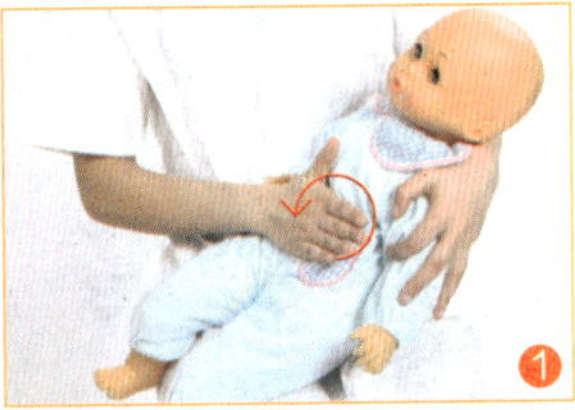

❶ 让患儿仰卧，按摩者用一手掌面沿逆时针方向揉摩其腹部，约15分钟。按摩前宜先把双手掌心搓热。

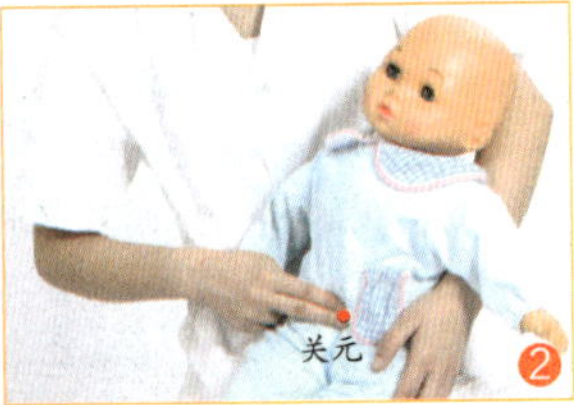

❷ 按摩者用食指、中指按压患儿的关元，也可用拇指一直推到皮肤发红为度。

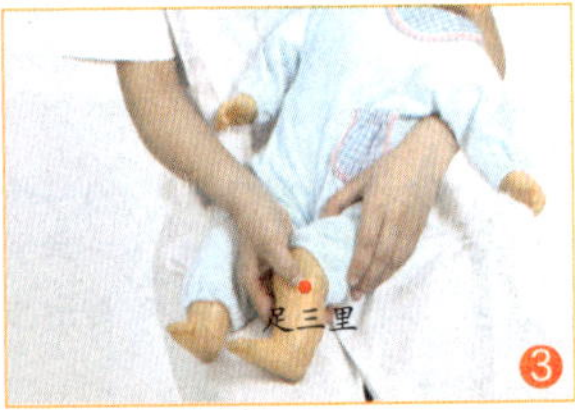

❸ 用拇指掐患儿腿部两侧的足三里约2分钟。力度以患儿能耐受为度，如指掐时患儿哭闹不止，则应适当减轻力度。

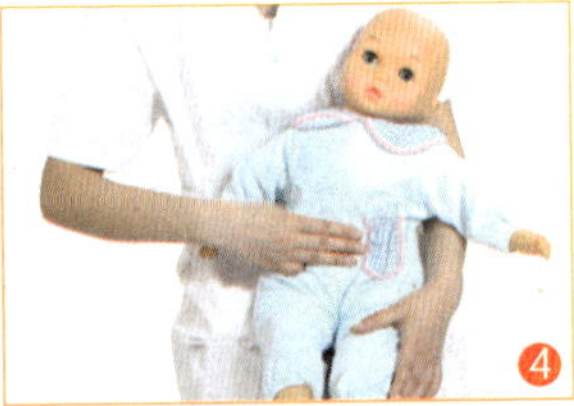

❹ 按摩者用食指、中指、无名指三指并拢，按摩患儿的脐周，用力轻缓，约3分钟即可。

小儿遗尿

一般认为，3岁以上的小儿，不自主地排尿，称为小儿遗尿。本病大多病程长或反复发作，重症患儿白天也会发生遗尿，严重影响患儿的身心健康与生长发育。本病应先到医院检查以明确病因，在针对病因治疗的同时，采用按摩法可缓解小儿遗尿。

准确定位

大椎

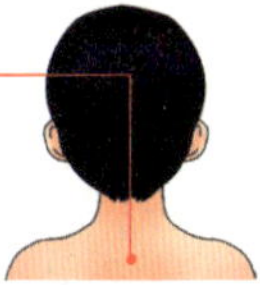

在后正中线上，第7颈椎棘突下凹陷中。

命门

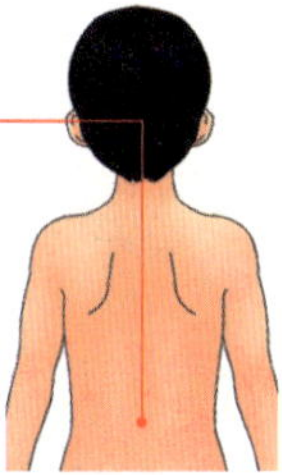

在腰部，第2腰椎棘突下凹陷中。

三阴交

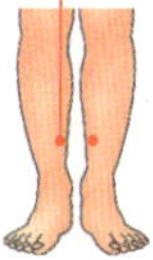

在小腿内侧，内踝尖上3寸，胫骨内侧缘后际。

身柱

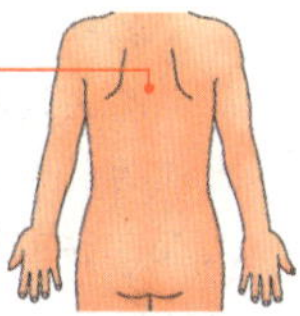

在背部脊柱区，第3胸椎棘突下凹陷中。

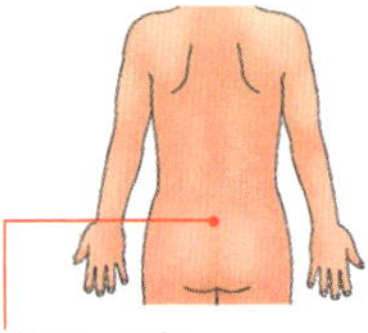

腰阳关

在腰部，在后正中线上，第4腰椎棘突下凹陷中。

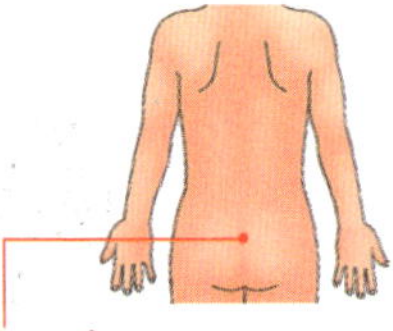

腰俞

在骶部，后正中线上，正对骶管裂孔。

快速取穴

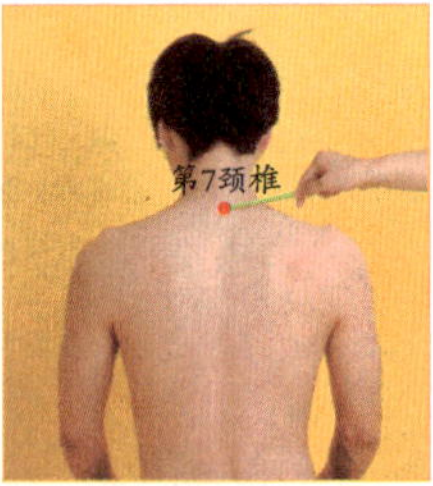

大椎

取坐位，在颈背交界处椎骨的最高点即为第7颈椎，它的下缘凹陷处即为本穴，按压有酸胀感。

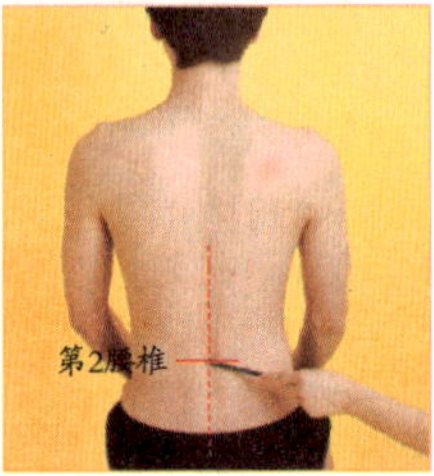

命门

取坐位，在腰部，两髂前上棘连线与后正中线的交点处为第4腰椎棘突，再向上数至第2腰椎，其棘突下缘的凹陷处即是。

三阴交

侧坐垂足，在内踝尖直上4横指（即3寸）处，胫骨内侧面后缘，按压有酸胀感。

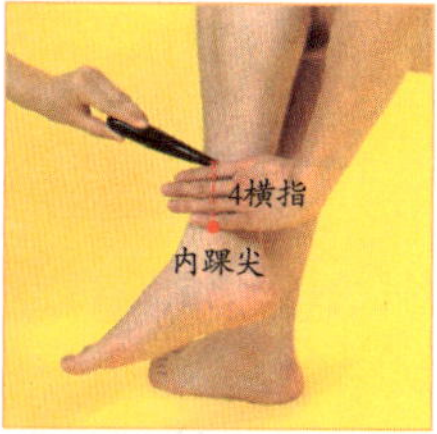

身柱

背部脊柱区两肩胛骨下角连线与后正中线交点处为第7胸椎棘突，再向上数到第3胸椎，下缘凹陷处。

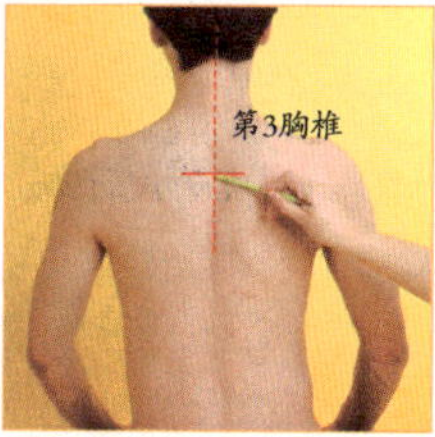

腰阳关

坐位，在腰部，两髂前上棘连线与后正中线的交点处为第4腰椎棘突，在其棘突下缘之凹陷处。

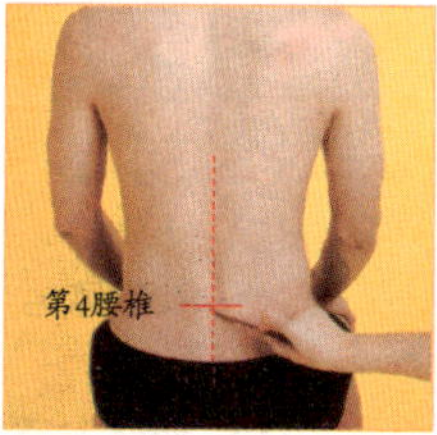

腰俞

坐位，在骶区，先取尾骨上方的骶角，两骶角下缘连线与后正中线交点，适对骶管裂孔处，按压有酸胀感。

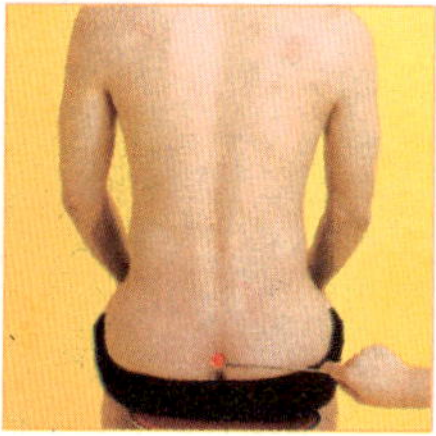

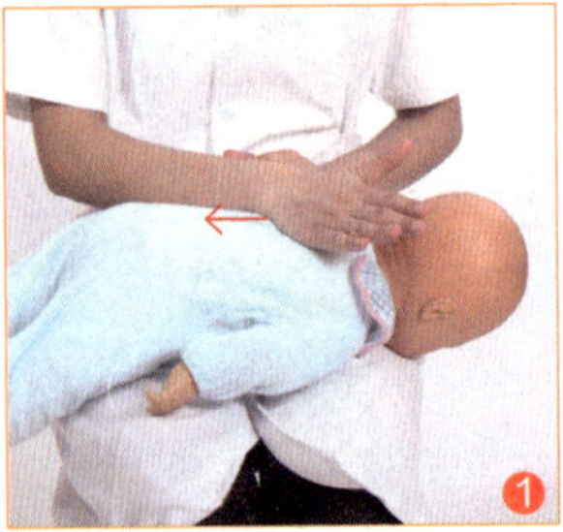

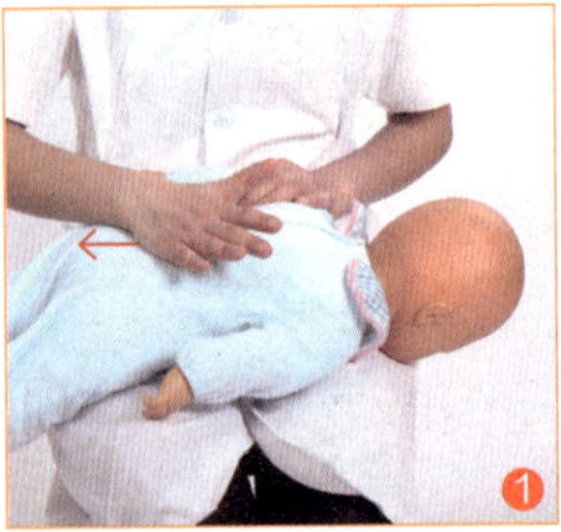

❶ 让患儿俯卧，按摩者用小鱼际擦法由患儿头部沿后正中向下，经大椎、身柱、命门、腰阳关等穴，擦至腰俞穴处。摩擦时力度要适中，如患儿哭闹不止，则应适当减轻力度。重复此操作20～50次。

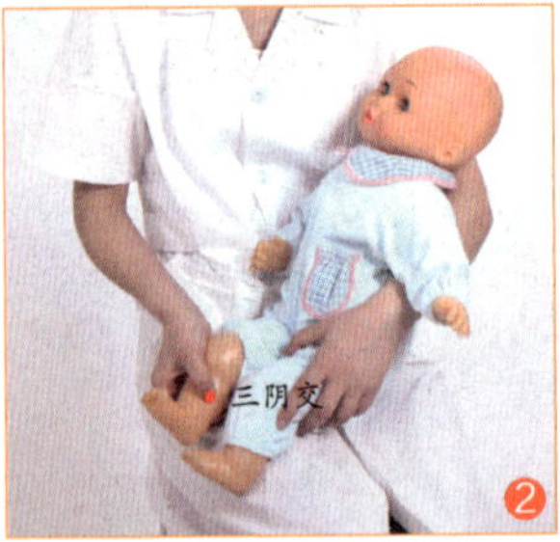

❷ 按摩者以拇指或食指、中指的螺纹面着力，用力按揉患儿三阴交20～50次。